Mein Kampf mit der Borreliose

Jaroslaw Venzke – Eine Erfolgsgeschichte

ISBN 978-3-7375-6804-3

Web: www.jaroslawvenzke.de
E-Mail: mail@jaroslawvenzke.de

Titelbild: Ivonne Venzke, Neuss
Rückseite: Marcin Stępień, Mgła w Mysłowie, Polen

Inhalt

Vorwort

Ich möchte Ihnen keine falschen Hoffnungen machen, der Kampf gegen alle diese Arten von hartnäckigen Bakterien ist ein langer und nicht einfacher Weg. Ich würde sogar sagen, dass es uns ein Leben lang begleiten kann. Als selbst Erkrankter war es auch für mich schwer einzusehen, doch wenn man erst begriffen hat, was es bedeutet, wird alles etwas leichter. Es ist ein Unterschied, ob die Krankheit uns im Griff hat oder wir sie.

Dieses Buch ist alles andere als ein medizinischer Ratgeber, obwohl ich Ihnen so manches bis ins Detail erklären werde, wie ich mich aus dem Schlimmsten herausgeholt habe. Dennoch soll es nicht zur Nachahmung animieren, sondern eher zum Umdenken. Dann hilft es vielleicht auch Ihnen, die richtige Therapie zu finden.

Ich denke, es ist wichtig für mich, all dies aufzuschreiben. Zum einen, um es nie wieder zu vergessen, und zum anderen gibt es auf dem langen und schwierigen Weg der "Heilung" so viele Hürden, die Sie sich vielleicht zum Teil auch sparen können, weil ich sie entweder erlebt oder durch glückliche Umstände übersprungen habe. Das ist alles wertvolle Zeit, die Sie sofort nutzen können, um gesund oder gesünder zu werden.

Dieses Buch soll Ihnen und Ihren Angehörigen ein Begleiter sein auf dem Weg der Bekämpfung der schwierigen bakteriellen Infektion wie der Borreliose. Und zwar in der chronischen Form, die sich über Jahre manifestiert und unser Immunsystem in die Knie gezwungen hat. Es soll Ihnen die Angst nehmen und stattdessen gut verständliches Werkzeug an die Hand geben, um wieder Herr über den eigenen Körper zu werden.

Dabei geht es nicht nur um medizinische Notwendigkeiten, sondern auch um das Verständnis der Erkrankung und der damit verbundenen alltäglichen Schwierigkeiten, wie den richtigen Arzt zu finden oder die richtige Therapie. Wenn Sie am Ende das Buch zuklappen, möchte ich Sie lächeln sehen mit dem festen Entschluss, dass Sie bald wieder alle Zügel in der Hand halten.

Ich freue mich auf den gemeinsamen Weg.

Widmung

Dieses Buch ist meiner Frau Ivonne und meiner Tochter Maya gewidmet. Ein Tag nach Mayas ersten Geburtstag begann ich mit der Therapie.

Sie gaben mir beide die Kraft es Tag für Tag durchzustehen, bis ich Herr über meinen Körper war. Heute kann ich mit meiner Tochter wieder lachend auf der Couch toben oder durchs grüne Gras laufen. Ich liebe Dich Schatz, ich liebe Dich Maus, ich danke Euch für Eure endlose Kraft und Liebe.

Danksagung

Ein ganz besonders großer Dank gebührt meiner Frau. Sie ist der unsichtbare doppelte Boden unter meinen Füßen. Sie hält auch noch heute die Familie wie ein Superkleber zusammen und fängt alles um mich herum auf, sodass ich mit meinen vorhandenen Kräften immer gut haushalten kann. Wie sie das gestemmt hat, bleibt mir ein Rätsel. Ich liebe Dich, wir sind für einander bestimmt, das wusste ich schon beim Wurf des ersten Steins.

Besonders möchte ich mich bei meiner Mutter bedanken, ich

liebe Dich Mamcio. Du hast mir immer zugehört, mich verstanden, vor allem mich aufgebaut und nicht zuletzt die finanziellen Mittel zur Verfügung gestellt, damit unsere Familie trotz Engpässen in der akuten Phase ein gutes Leben führen kann. Ohne Dich wäre alles nicht so einfach möglich gewesen. Zusammen haben wir das geschafft, dafür danke ich Dir unendlich. Es ist nicht einfach mit Ende dreißig seine Mutter noch um Geld zu bitten, aber ohne zu fragen hast Du verstanden was es bedeutet und daran geglaubt das wir das Richtige tun. Danke.

Was wäre ich ohne Dich Wolfgang, Du bist kurzum mein Mentor, meine unerschöpfliche Wissensbasis, mein Schutzengel. Fazit, mein Freund. Ein Schüler ist immer nur so gut wie sein Lehrer, und dass ich lebe und das sogar gar nicht mal so übel, habe ich in erster Linie nur Dir zu verdanken.

Ganz besonders danke ich auch Ihnen, Frau Pauls. Sie haben mich psychologisch durch den gesamten Zeitraum meiner schwierigsten Krankheitszeit begleitet. Woche für Woche und Monat für Monat mit und an mir gearbeitet. Ich war am Boden als ich zu Ihnen kam und verlasse sie vier Jahre später als gesunder und starker Mensch. Sie haben es geschafft, meine Kräfte zu mobilisieren und mich zurück zu meinen Wurzeln gebracht.

Meinem Chef Ingo Nösse danke ich besonders für sein Vertrauen und die Toleranz. Es ist nicht einfach mit einer solchen Erkrankung zur Arbeit zu kommen. Alle drei Wochen auf AU fehlen ist nicht schön. Die Fehlzeitenstatistik in der Firma führe ich vermutlich an, und daran wird sich auch nicht so schnell etwas ändern. Damit kein falscher Eindruck entsteht, habe ich ihm natürlich die komplette Geschichte erzählt. Auch über solche Dinge muss man sich im Klaren sein, nicht jeder Chef reagiert mit Interesse und Akzeptanz, er schon, und sogar noch darüber hinaus.

Auch Dir Susanne, einen riesigen Dank für Deine unglaubliche Unterstützung mein Buch noch runder zu machen. Du googelst wirklich besser als ich.

Zu guter Letzt drei von zig Ärzten, die mir in den letzten siebzehn Jahren zugehört, mich verstanden, ernst genommen und vor allem geholfen haben und eine Erwähnung für Ihre großartige Leistung und Unterstützung hier das Mindeste ist:

- Dr. Alexander Piepereit – Internist, Köln
- Dr. Mark Stettner – Neurologe, Uni-Düsseldorf
- Dr. Hermann F. Junge – Allgemeinmediziner, Düsseldorf

Meine Geschichte und wie alles begann

So oder so ähnlich wird es sich bei Ihnen vermutlich auch zugetragen haben. Jedenfalls habe ich es so von vielen Menschen aus der Selbsthilfegruppe gehört.

Ich war 24, Winter 1998 um die Mittagszeit. Es war Sonntag und ich lümmelte mich lässig auf dem Sofa rum und schaute fern. Eigentlich ein ganz normales Wochenende. Plötzlich wurde es warm im linken Fuß. Oh man dachte ich, das ist aber mal ein eingeschlafener Fuß. Stand auf und rieb mir mein Bein. Alles kribbelte und tat ganz schön weh. Ich vermutete wie schon so oft erlebt, dass es recht schnell aufhören würde, wenn ich mich nur hinstellte, aber weit gefehlt.

Die Schmerzen wurden heftiger, und das Taubheitsgefühl im Fuß ließ nicht nach. Eigentlich wurde es sogar immer schmerzhafter, so als würde mein Fuß in einem Schraubstock stecken. Da es Sonntag war, humpelte ich mit starken

Schmerzen in die Notaufnahme. Dort sagte man mir, dass es ein neurologisches Problem sei, dass ich es am Montag sofort bei einem niedergelassenen Neurologen klären sollte. Ich glaube, ich bekam damals eine Kortison-Spritze, die aber wirkungslos blieb.

Am Montag humpelte ich - noch immer unter heftigen Schmerzen - in das Neuro-Centrum Düsseldorf und ließ mich untersuchen. Man machte einige Tests und servierte mir dann die Diagnose "Crossing Leg Syndrom". Damals erklärte man mir, es käme davon, dass ich die Beine übereinander geschlagen und sich durch das Abdrücken ein Nerv eingeklemmt bzw. entzündet hätte. Nichts Wildes also. Man gab mir Keltican, ein Mittel, das angeblich Nervenschädigungen repariert oder besser gesagt die Heilung beschleunigt und entließ mich. Da Nerven aber nur sehr langsam "nachwachsen", dauert es schon sehr lange. Bei mir etwa zwei Jahre.

Anfangs hatte ich große Mühe richtig zu laufen und humpelte die ersten Monate nur umher. Ich lief ja praktisch auf einem gefühlt ausgedrückt "Holzklumpen" durch die Gegend. Dass da Haltungsschäden die Genesung behinderten, lag auf der Hand. Kurzum, zwei Jahre später war alles wie verflogen, der Fuß wieder tadellos funktionstüchtig und ohne irgendwelche bleibenden Schäden. Es sollte aber noch weiter gehen.

Ähnliche Situation, wieder lümmelte ich mich auf dem Sofa rum und schaute fern, man möchte meinen, jemand bestraft mich des Rumgelümmels wegen. Das gleiche Prozedere, gleicher Fuß, gleiche Schmerzen und leider auch der gleiche Arzt. Ich ertrug die folgenden zwei Jahre wie ein Mann. Ich kannte ja bereits die Probleme. Schluckte fleißig Keltican, bekam Kortison-Spritzen verpasst und beruhigte mich mit dem Gedanken, dass ich nun mal schwache Nerven habe, die eben gerne mal eingequetscht werden und sich dann auf diese Weise bei mir bedanken.

Diesmal etwas früher, nur drei Jahre nach dem zweiten Ausfall meines linken Fußnervs dann die Überraschung im rechten Fuß. Gleiches Problem, nur deutlich stärker. Von da an kam mir jeder Schritt vor wie ein "Spaziergang über ein Nagelbrett". Alles ziepte, stach hier, kribbelte dort, zuckte, schmerzte, es war schon recht heftig, aber was sollte ich tun, ich gewöhnte mich daran und lebte damit, helfen konnte mir ja offenbar niemand. Ein Neuro-Centrum sollte ja schließlich kompetent genug sein, so dachte ich. Wer, wenn nicht die, müssten wissen, was zu tun sei. Aber weit gefehlt.

Bereits hier hätte meine Geschichte meiner Meinung nach umgeschrieben werden können, aber sie tat es nicht, und ich ließ mich von den Menschen in weißen Kitteln umherschubsen. Oh man, was hatte ich da noch Respekt vor Ärzten, kann ich Ihnen sagen, das ist mir gründlich vergangen. Keiner wusste sich und mir zu helfen und schickte mich von A nach B und über C wieder zu A. Sprüche wie "Ach seien Sie doch froh, dass Sie noch laufen können" oder "Sie haben ja noch die Hände" und der Klassiker "Das wird auch psychosomatisch sein, entspannen Sie sich etwas" ärgerten mich schon damals, heute hätte ich wahrscheinlich kräftig gekontert.

Im Laufe der darauf folgenden zehn Jahre durchlitt ich dann bis Anfang 2012 viele neurologische Symptome, die ich einfach mal kurz anreiße, denn sonst wird das hier ein Buch für die Vorlage eines erstklassigen Horrorfilms.

Beschwerdeverlauf

Zeckenstich im Jahr 1991 bekannt, Zecke von Arzt entfernen lassen und mit Antibiotika für etwa ein, zwei Wochen behandelt und als abgeheilt eingestuft. Keine Erinnerung mehr an Beschwerden in dieser Zeit.

Erste Beschwerden 1998

Ein Nerv im linken Fuß schien laut Arztaussage eingeklemmt. Linker Fuß wurde taub und fühlte sich wie ein Holzklotz an. Sehr heftige Schmerzen über einige Monate. Nach ca. vier Jahren keine Folgeschäden mehr spürbar. Nerv hatte sich gut erholt. Behandelt wurde mit Keltican.

Seit 2000

Ständig mal heftiger mal weniger heftig auftretende Nackenschmerzen. Teilweise mit Tabletten nicht in den Griff zu bekommen. Einnahme von Ibuprofen 400, das hilft mir.

2002

Ausfall des gleichen Fußnervs am linken Fuß, nur nicht so ausgeprägt. Kribbeln hielt bis heute an. Behandelt wurde mit Keltican.

2005

Ausfall des gleichen Fußnervs, nur auf der rechten Seite und diesmal noch schwerer. Das Kribbeln hielt bis heute an inklusive Schmerzen und anderen Sensationen. Behandelt wurde mit Cortison.
Hörsturz auf dem linken Ohr. Folge Tinnitus. Behandlung mit Cortison und später mit hoch dosiertem Ginkgo.

Ab 2007

Ständig wiederkehrende Kribbel-Attacken im Abstand von ungefähr sechs Monaten. Taubheitsgefühle über einige Monate in allen Fingern beider Hände. Das teilweise auch mit Kraftverlust in den Händen verbunden. Gelegentlich zudem leichte Ausfälle der bereits angegriffenen Fußnerven. 2007 und 2008 Operationen beider Karpaltunnel.

2007

Zweiter Hörsturz auf dem linken Ohr. Folge: Tinnitus. Wieder Behandlung mit Cortison und später mit hoch dosiertem Ginkgo. Einige Monate später erneut ein leichter Hörsturz auf dem rechten Ohr. Auch diesmal die erneute Folge: Tinnitus, ständiges Rauschen und Fiepsen im Ohr. Behandlung mit Cortison und später mit hoch dosiertem Tebonin 240 intens.

2009

Ausfall eines Nervs der rechten Hand und sechs Monate später Ausfall eines Nervs im rechten Bein. Folge: heftige Schmerzen und Lähmungserscheinungen in Hand und Bein. Laut Ärzte wie bei einem HWS- und LWS-Syndrom. MRTs brachten keine Ergebnisse. Einweisung in Uniklinik Düsseldorf für vier Tage. Kompletter Check einschließlich Lumbalpunktion und Gentests. Alle Werte völlig unauffällig. Keine Behandlung. Außerdem Ausfälle des Fußhebers und -senkers für einige Wochen bis Monate.

2010

Ausfall des Nervs Sulcus ulnaris. Bisher schwerster und schmerzhaftester Ausfall. OP des Sulcus ulnaris am linken Ellbogen zur Entlastung des Nervs. Beginn mit Lyrica für ein Jahr. Brachte nur mäßige Schmerzlinderung und mehr das Gefühl von "neben sich stehen", weshalb auch die Absetzung nach einem Jahr auf eigene Initiative erfolgte.

Seit 2010

Immer häufiger und in immer kürzeren Abständen auftretende Nervenausfälle, kognitive Störungen, Angstattacken für einige Tage, schnelle Erschöpfung auch bei geringer Belastung.

2011
Sehr starke Schmerzen in beiden Knien nach einem kurzen harmlosen Lauf. Keine Behandlung. Habe mehrere Monate wenig belastet, und es wurde langsam besser.
Immer häufiger auftretende Schmerzanfälle in immer kürzeren Abständen wie Nackenschmerzen, Rückenschmerzen, Lendenschmerzen, Symptomschmerzen der Nerven, Kribbel-Attacken, Schmerzen beim Wasserlassen für ein bis zwei Tage und Muskelflattern an Beinen und Armen (Wade, Unterarm). Behandlung mit Schmerzmitteln (Ibuprofen 400).

Seit 2012
Anfälle schon fast im zwei- bis vierwöchigen Rhythmus, knacken im Nacken, leichte Hörstürze auf beiden Seiten, Taubheitsgefühle und Lähmungserscheinungen in Füßen, Händen und Fingern für einige Wochen. Behandlung mit Schmerzmitteln (Ibuprofen 800).

Bringen wir es auf den Punkt

Meine Beschwerden in Stichpunkten und chronologisch sortiert von 1998 bis 2012:

- Taubheitsgefühle Fußsohlen
- Taubheitsgefühle Fußaußenränder
- Taubheitsgefühle in den Fingern
- Kribbelparästhesien an Füßen, Knöcheln und Händen
- Lähmungs- und Schwächeerscheinungen in Beinen und Armen für Monate
- Ausfall des Fußhebers und Fußsenkers für Wochen und Monate

- Ausfall des Sulcus ulnaris, kein Greifen mehr möglich und keine Kraft mehr für Monate
- Leichte Hörstürze, Hörprobleme und Gehörsensationen mit Tinnitus (mehrmals die Woche bzw. Monat)
- Rückenschmerzen (zwischen den Schulterblättern)
- Nackenschmerzen (bis hin zur Übelkeit, Ibuprofen immer weniger Wirkung)
- Nackensteifigkeit (häufiges Knacken der Nackenwirbel)
- Lendenschmerzen mit Ausstrahlung in den Ischias bis ins Bein, ähnlich einem Bandscheibenvorfall
- Knieinnenschmerzen (für Wochen bis Monate kaum Laufen möglich)
- Ständiges Gefühl von Entzündungen im ganzen Körper, hauptsächlich im Nacken, Rücken und Lendenbereich, von da aus ausstrahlend in Beine und Arme
- Schmerzen und Taubheitsgefühl in der Brust
- Durchfälle
- Herzrasen
- Starkes neben sich stehen
- Panikattacken und Angstanfälle

Meine eigene Anamnese

auf diverse Fragen zur Borreliose lautete damals:

- Ausgeprägte und lang anhaltende Erschöpfung und Müdigkeit ohne vorherige körperliche Beanspruchung. Ein Mittagsschlaf bzw. mehrfaches Hinlegen täglich ist erforderlich!

- Meist über zwei bis drei Tage Erschöpfungserscheinungen, sodass ich viel schlafen könnte/musste und mich manchmal wie bei einer dicken Erkältung bzw. einem grippalen Infekt fühle.

- Starke Schmerzen in verschiedenen Gelenken wechselnder Lokalisation, die auch ohne spezifische Behandlung wieder verschwinden. Ausbildung von Gelenkergüssen, vor allem in den Knien und Hüftgelenken (sie können im Knie sogar schmerzlos sein).

- Rücken- und Lendenschmerzen erst seit 2 bis 3 Jahren, Nackenschmerzen seit ca. 1994. Manchmal muss ich ein paar Tage bis zu einer Woche Ibuprofen 400 nehmen, und manchmal komme ich auch Monate ohne Schmerzmittel aus. Aber es ist immer ein stetiges Auf und Ab. In den vergangenen drei Jahren auch teils massive Knie- und Hüftschmerzen.

- Schmerzlose oder manchmal auch schmerzhafte Lymphknotenschwellungen am Hals- und Nacken, unter den Achseln und in den Leisten. Am Hals fühle ich gelegentlich schmerzlose, leichte Anschwellung der Lymphknoten links.

- Muskelschmerzen und Muskelkrämpfe am ganzen Körper ohne vorherige körperliche Beanspruchung (die Muskelenzyme CK und LDH sind in der Regel dann auch erhöht). Oft auch verbunden mit einer Schwäche großer Muskelgruppen wie z.B. den Oberschenkelmuskeln. Muskelschmerzen besonders häufig an Armen und Beinen.

- Brennschmerzen der Haut und/oder Taubheitsgefühle, die diffus am ganzen Körper auftreten oder auf einzelne Hautbereiche beschränkt sind und/oder unangenehmes und hartnäckiges Jucken und/oder Kribbelmissempfindungen an oder gefühlt auch unter der Haut, ohne dass die Haut dabei erkennbar verändert wäre. Oft wird auch eine "wellenförmige Missempfindung" direkt unter der Kopfhaut beschrieben.

- Schmerzen oft an Engpässen: Tarsaltunnel-Syndrom, Sulcus ulnaris, Karpaltunnel-Syndrom, hier auch häufige Nervenausfälle, die sogar zur Rückbildung von Muskulatur führen. Häufig dort, wo vorher der Nerv sich an einem Engpass entzündet hat. Brennen an der Fußsohle und Fingern.

- "Elektrisieren" und/oder Spontanzuckungen (Faszikulationen) der Augenlider oder anderer Körperteile, vorzugsweise an den Armen und Beinen, die beim Berühren fühlbar und als Bewegung in der Muskulatur auch sichtbar sind. Häufig sichtbares und spürbares Zucken der Augenlieder, Wadenmuskeln.

- Plötzlich einschießende starke Schmerzen wie "bei einem Messerstich", die aber in ihrer Lokalisation ständig wechseln. Häufig betroffen sind Beine und Arme.

- Attackenartiges, vorzugsweise nachts auftretendes Herzrasen ohne jede körperliche Anstrengung, Herzstolpern oder deutlich spürbarer, unangenehm starker Herzschlag (Palpitationen). Im EKG werden oft auch AV-Block I-II oder Ruhetachykardien gefunden.

- Nicht sehr häufiges Herzrasen, aber schon merklich oft vorgekommen. AV-Block vorhanden.

- Veränderung eines vorher normotonen Blutdruckes auf hypertone Werte, wobei meist der diastolische Wert über 90 mm Hg ansteigt. Nach adäquater Borrelientherapie normalisiert sich der Blutdruck, aber meist wieder ohne jedes Antihypertensvum. Blutdruck wurde beim Arzt schon häufig ohne triftigen Grund als etwas zu erhöht festgestellt. Und das über Monate auch hinweg getestet.

- Neurologische Beschwerden sind zahlreich und außerordentlich vielfältig, sodass hier nur einige häufige aufgezählt werden. Neben starken Schmerzen im Verlauf eines peripheren Nervens (was einen Bandscheibenvorfall vortäuschen kann) und sensible Fehlwahrnehmungen (Dysästhesien) wie z.B. Brennschmerzen kommt es auch zu Zittern (Tremor) eines Armes/Beines sowie zu (Teil-) Lähmungen (am häufigsten scheint die Muskulatur der Oberschenkel betroffen zu sein). Aber auch eine Halbseitensymptomatik mit Hemiparese und Hemihypästhesie (wie nach einem Schlaganfall), eine (meist spastische) Paraparese und in seltenen Fällen sogar epileptische Anfälle können Symptome einer chronischen Borrelieninfektion sein. Bei mir häufig Beine und Arme. Schon häufiger Verdacht auf LWS und HWS aber per MRT konnte nie etwas bestätigt werden. Ebenso Verdacht auf MS, MRT Ergebnisse wurden zweimal (2007 und 2012) als unauffällig bewertet.

- Funktionsstörungen der Ohren und des Gleichgewichtsorganes mit Hörsturz, Tinnitus, Schwindel (häufig), Gleichgewichtsstörungen. Bereits zwei große Hörstürze vor ca. zehn und fünf Jahren, Ohrgeräusch ist geblieben. Zwischendurch immer wieder kleine Hörprobleme. Häufig wache ich mit einem Gefühl der Erkältung auf und habe ein leichtes Hördefizit (Taubheitsgefühl im Ohr), und nach einigen Stunden weicht es einem lauteren Rauschen, das einige Tage bis Monate bleibt. Auch häufig am Tag wird es plötzlich wärmer im Ohr, und dann kommt ein lauter Piepton, der nach wenigen Sekunden bis Minuten verschwindet.

- Charakteristisch für das Vorliegen einer (meist frischen) Borrelieninfektion ist das sog. Bannwarth-Syndrom. Es zeigt sich durch nachts betonte, stark brennende und ziehende Schmerzen in meist nur einem Bein und imitiert damit einen Bandscheibenvorfall (BSV). Auch ein sog. Schulter-Arm-Syndrom, das nachts stärker ausgeprägt ist als tagsüber, sollte an das Vorliegen eines durch Borrelien induzierten entzündlichen Schmerzsyndroms der Nervenwurzeln denken lassen. So auch bei mir. Im Gegensatz zu einem BSV wird der Schmerz dabei tagsüber und bei körperlicher Belastung geringer. Diese Schmerzen sprechen auch in der Regel nur sehr schlecht auf die üblichen bei BSV verordneten Schmerzmittel und Antirheumatika an, ebenso wenig wie auf die dafür verordnete Krankengymnastik. Eine Liquoruntersuchung könnte in diesem Fall wegen der Beteiligung der Nervenwurzel beim Bannwarth-Syndrom akutentzündliche Veränderungen des Nervenwassers zeigen. Sowohl an einem Bein als auch am Arm wurde vermutet, dass es ein starker Bandscheibenvorfall sei. MRTs konnten es nie bestätigen.

- Urologische Störungen wie Brennschmerzen der Blase und des Hodens ohne Nachweis von Bakterien im Urin (Prostatitis ohne Erregernachweis), zu häufiges Wasserlassen (Pollakisurie), auch nachts (Nykturie), Harninkontinenz- oder Harnverhalt, Leistenschmerzen ohne organischen Befund (v.a. nach Zeckenstichen im Genitalbereich). Häufig über ein bis zwei Tage hintereinander leichtes Brennen beim Wasserlassen, dann wieder alles okay.

- Selten auch schwere psychische Veränderungen wie Psychosen, manisch-depressive Stimmungsschwankungen, Zwangssymptome, Irritierbarkeit und Aggressivität bis zum Kontrollverlust. Nicht sehr ausgeprägt aber schon hin- und wieder leichte Angstzustände, Herzrasen und emotional leicht labil.

- Kognitive Störungen sind in der Regel bei nahezu jeder chronischen Borreliose nachweisbar, wenn auch in unterschiedlich starker Ausprägung. Sehr häufig wird über ein Nachlassen des Kurzzeitgedächtnisses geklagt, über Konzentrationsstörungen und erhöhte Ablenkbarkeit. Auch Schwierigkeiten bei der Planung und Organisation des Alltags und beim abstrakten Denken werden immer wieder berichtet. Erschwert ist das schulische/berufliche Lernen und im Alltag das Aufnehmen von Neuem. Geklagt wird über Probleme beim Lesen, Rechnen, Schreiben (Vertauschen der Buchstaben, v. a. beim Schreiben am PC), beim Sprechen auf Grund von Wortfindungsstörungen, aber auch beim Denken ("Nebel im Kopf"). Es herrscht das Gefühl vor, ständig neben sich zu stehen. Subjektiv gesehen bei mir zwar spürbar, aber noch im Rahmen, objektiv durch nahe Personen beobachtet wohl scheinbar ausgeprägt. Seit ca. 2011 bewusst wahrgenommene Empfindung des "neben sich Stehens".

Ich muss sagen, dass ich jetzt nach der Auflistung aller Punkte noch mal richtig Angst bekommen habe. Hatte ich das in den letzten Jahren wirklich alles erlebt? Ja, hatte ich. Oh mein Gott. Es wird einem das ganze Ausmaß erst bewusst, wenn man es vor sich hat. Klar, es schleicht sich alles in vielen Jahren ein, und wenn die Ärzte keinen großen Zusammenhang sehen und es als "psychosomatisch" abhaken, dann glaubt man auch irgendwann, dass es an einem selbst liegen muss. Und hier liegt der Hund begraben.

Mein erster wichtiger Tipp

Notieren Sie auf einem leeren Blatt Papier alle Symptome, Schmerzen und Probleme, die Ihnen in den vergangenen Jahren aufgefallen sind. Gerne auch mit der Angabe des Jahres. Nehmen Sie sich dafür mal einen ganzen Tag in Ruhe die Zeit. Lassen Sie es eine Woche liegen und nehmen Sie es dann erneut in die Hand und lesen Sie es sich aufmerksam durch. Mit einer gewissen Distanz auch zu sich selbst wird klar, wie vielfältig und auch ernst Ihre Symptome sind. Abgesehen davon ist dies auch eine klasse Vorbereitung für die Zusammenstellung aller Symptome, die ein guter Arzt dringend benötigt, um die multisystemische Erkrankung in Ihnen zu erkennen.

Und ganz wichtig! Es ist selten psychosomatisch, suchen Sie nicht voreilig die Schuld bei sich, lassen Sie die Ärzte den körperlichen Grund finden. Bestehen Sie darauf!

Ein wenig Glück braucht man auch, oder zwingen Sie es

Ich habe nicht wenige Ärzte in der langen Zeit der Erkrankung aufgesucht. Ohne die genaue Anzahl zu kennen, würde ich aber auf einige zig Praxen tippen. Ich kann nicht genau sagen, welche Untersuchungen alle gemacht wurden und welche nicht, denn ich habe allen Ärzten einfach vertraut. Das würde ich heute nicht mehr tun. Will nicht heißen, dass alle Ärzte schlecht waren, aber ich würde nicht mehr einfach nur dumm da sitzen und mir anhören, dass man nichts finden könnte und alles in aller bester Ordnung wäre, sondern ich würde anfangen, Dinge einzufordern.

Beginnen würde ich mit der Frage, was wird untersucht, mit welcher Methode, warum genau diese und in welchem Labor. Und am Ende würde ich die Ergebnisse in Kopie einfordern. Das sind Selbstverständlichkeiten, die Ihnen zustehen. Sie müssen wissen, was mit ihrem Körper passiert, was warum und wie getestet wird, und das Ergebnis ist selbsterklärend auch Ihr Eigentum. Das darf niemand unter Verschluss halten.

Klar machen einige Ärzte ein Geheimnis aus jeder Untersuchung und stellen sich dann vor den Patienten und erklären allwissend und geheimnisvoll was mit Ihnen los ist, und ist mal nichts los, na dann greift ja zum Glück immer noch die Psychoecke. Nein! Schluss damit.

In der Selbsthilfegruppe habe ich Menschen kennen gelernt, die sind ein Jahr oder gar mehrere Jahre zu den Ärzten gelaufen, die nie was wirklich Ernstes vermuteten, bis dann auf Drängen wegen höllischer Schmerzen endlich vernünftige Untersuchungen unternommen wurden, die Krebs oder andere fatale Krankheiten diagnostizierten. Soweit muss es nicht kommen.

Wie die Überschrift es andeutet, helfen Sie Ihrem Glück auf die Sprünge. Machen Sie sich schlau, es gibt heute so viele Möglichkeiten, Informationen zu finden. Sei es in der Bibliothek oder im Internet. Bestehen Sie darauf, dass Sie erfahren, was man bei Ihnen wie untersucht und warum. Nur so werden Puzzleteile auch für Sie sichtbar und fügen sich irgendwann zu einem großen Ganzen zusammen, sodass sie anfangen können, Ihre Symptome zu verstehen.

Mein zweiter wichtiger Tipp

Belesen Sie sich. Suchen Sie Informationen zu Ihren Symptomen in der Literatur, im Netz, bei Freunden, Bekannten oder am besten in Selbsthilfegruppen. Glauben Sie es mir, selbst wenn die nächste Selbsthilfegruppe eine Autostunde weit entfernt ist, es wird sich lohnen. Dort erhalten Sie Informationen, die einzigartig sind, denn sie kommen von Menschen mit gleichen oder besseren Erfahrungen, Ängsten, Problemen, Hoffnungen und einigen hilfreichen Tipps.

Das Wichtigste ist es, aus der Lethargie zu kommen und sich

schlau zu machen. Nur wer etwas mehr über sich weiß, kann auch zukünftig richtig handeln. Es reicht nicht abzuwarten und die Ärzte machen zu lassen. Sie müssen es in die Hand nehmen. Wie schwer das ist, habe ich viele Jahre erfahren. Aber wenn man nicht locker lässt und sich fleißig informiert, kommt irgendwann ein Aha-Effekt, und Sie fangen an sich mit der Materie zu befassen, die Ihnen dann den Weg weist.

In meinem Fall war es die Familie. Ich war gerade sehr glücklich und frisch mit meiner großen Liebe verheiratet, und meine Frau und ich erwarteten unser Töchterchen. Bis dahin war mein "schlimmstes Symptom" die Lethargie und die Ohnmacht, nichts gegen mein Leiden ausrichten zu können. Ich rannte schon fast panisch von Arzt zu Arzt und versuchte endlich einen Grund für die vielen Probleme zu finden. Schließlich hatte ich ja nun zwei gute Gründe mehr, noch möglichst lange und gesund am Leben zu bleiben. Ich wollte mich nicht mit dem Gedanken zufrieden geben, meine Tochter im Rollstuhl zur KiTa fahren zu müssen. Nicht wenn es vermeidbar wäre.

Zu dieser Zeit ging es mir so schlecht, wie man es sich kaum vorstellen kann. Kaum jemand hat gemerkt wie es in mir brodelte. Jede zweite bis vierte Woche war es ein anderer Nerv, der Probleme bereitete. Mal im Daumen, mal im Fuß, mal war es der Rücken und mal die Beine, die kraftlos in sich zusammensackten. Nach außen war ich ein ganz normaler Mittdreißiger mit angehender Familie, innerlich fast ein Krüppel, der keine halbe Stunde mehr aufrecht gehen konnte.

Neurologisch krank

Da meine Frau Krankenschwester ist, machte sie auf meine Bitte hin einen Termin bei einem angesehenen Neurologen in der Uniklinik Düsseldorf. An dieser Stelle kürze ich ab. Ich verbrachte vier Tage in der Klinik und wurde wirklich mehr als komplett auf den Kopf gestellt. Später erfuhr ich, dass die Untersuchungen wohl den Umfang der Kosten eines guten Mittelklassewagens hatten.

Das Ergebnis allerdings war schwach und beängstigend zugleich. Heraus kam als Diagnose eine "heriditäre axonal demyelinisierende Polyneuropathie". Klingt gruselig, ist aber am Ende nur die Beschreibung der Symptome in mir, die ich eh schon kannte. Es heißt nämlich frei übersetzt einfach nur "viele Nerven sind geschädigt oder kaputt", speziell die peripheren von Armen und Beinen, und das am ehesten durch "Vererbung". Woher kommt das? Weiß man nicht so genau. Wie therapieren? Nur symptomatisch, Heilung ist wohl nicht möglich.

Das war keinesfalls etwas, das ich hiermit beendet wissen wollte. Für mich haben manche Dinge eben auch einen Grund. Klar gibt es für viele Krankheiten auch mal keinen, aber es ließ mich nicht los, ich suchte weiter. Man bot mir an, einen Gentest zu machen, der die Möglichkeit einer Vererbung ausschließen sollte. Und genau das tat ich. Auch dieser Test brachte nur die Erkenntnis, dass es keine vererbte Erkrankung ist. Da ich aber weder Alkoholiker war, noch Diabetespatient oder sonst irgendwelche Krankheiten hatte, die eine Neuropathie hätten auslösen können, wurde meine Verzweiflung immer größer, und mein Körper unterstützte diese Annahme auch mit immer häufiger auftretenden Nervenausfällen und Schmerzen.

Diagnose Borreliose

Wie es der Zufall wollte, hörte ich Anfang 2012 von meiner Mutter etwas über einen Biophysiker namens Dr. Bystrow aus Warschau, der mittels Bioresonanz (davon halte ich bis heute nicht allzu viel) zumindest Hilfe bei der Diagnose vieler unheilbarer Krankheiten versprach. Da es ein sehr angesehener Arzt war, fuhr ich hin. Ich dachte mir, dass es ja nicht schaden könnte, am Ende meiner Kräfte und Ideen war ich sowieso. Voller Ehrfurcht saß ich vor dem Arzt und lies die Untersuchung über mich ergehen. Es dauerte nicht lange, und ich erwähnte auch nichts über meinen derzeitigen Zustand, da sagte er auch schon, dass ich wohl mit einem Nervenleiden zu tun hätte und häufig Taubheit und Kribbeln verspüren würde. Ich war fassungslos, woher wusste er das? Niemand hat ihm davon erzählen können und ich saß doch erst seit zehn Minuten vor ihm. Weitere Minuten verstrichen und dann hatte er die Diagnose. Sie lautete *Borreliose* und ein paar andere Bakterien.

Das Thema Borreliose klingelte nicht zum ersten Mal in meinen Ohren. Viele Ärzte vor ihm haben dies auch bei den zahlreichen Untersuchungen angesprochen und mich daraufhin untersucht, aber nie gab es positive Laborergebnisse bei den üblichen serologischen Untersuchungen. Deshalb ritten die Ärzte auch nicht länger drauf herum. Ich sollte es Jahre später erfahren, dass diese Bluttests reichlich unzuverlässig sind. Warum also plötzlich spielte die Borreliose doch eine Rolle? Naja, dies sollte auch zu einem späteren Zeitpunkt geklärt werden.

Ich beschloss nach dieser wirklich abgedrehten Bioresonanz-Untersuchung mich zu diesem Thema zu belesen. Kaum zu Hause angekommen fing ich an das Internet auf den Kopf zu stellen. Und siehe da. Lauter Menschen mit gleichen Symptomen, Problemen, vielen Fragen und wenigen Antworten. Wenn man das Thema Borreliose im Internet sucht, findet man nicht nur Positives, im Gegenteil. Es wird recht bald sehr unüberschaubar, was richtig und was falsch ist. So viele

Meinungsverschiedenheiten habe ich selten zu einem Thema gefunden, und ich muss es wissen, denn ich bin selber Webentwickler und weiß, wie das Medium Internet funktioniert. Aber das war für mich doch ziemlich neu.

Doch was mich zum ersten Mal in der Zeit der Erkrankung wirklich glücklich machte, war, dass endlich überall von einem diffusen Krankheitsbild wie dem meinen berichtet wurde. Zum ersten Mal wurde über Nervenausfälle, Kribbeln, Taubheit, Lähmung, Muskelflattern, Angststörungen, diversen Schmerzen wie an Muskeln, Sehnen, Gelenken und vieles mehr berichtet. Das Symptombild passe nun nach jahrelangem Suchen endlich, aber was konnte man tun? Die Ärzte schienen ja nicht viel von der Diagnose zu halten aber ich hatte sie doch … Tag für Tag!?

Das alles machte mich völlig unsicher, ich brauchte Antworten. Es gab eine Diagnose, und es gab passende Symptome. Warum also ist es so schwierig, etwas dagegen zu tun? Das Internet reichte nicht, und den Ärzten vertraute ich auch nicht mehr. Ich musste den direkten Kontakt zu Menschen suchen, denen es ähnlich erging wie mir. Ich beschloss, eine Selbsthilfegruppe aufzusuchen. Ich suchte und fand eine in Kaarst bei Neuss und hier begann der Ernst des Lebens.

Selbsthilfe

In der Selbsthilfegruppe in Kaarst lernte ich Wolfgang kennen. Er schien mir gleich offen, ehrlich, auch direkt und sehr nett, zudem erfahren und belesen zu sein. Ich wartete bis zum Ende der Gruppensitzung und sprach ihn dann direkt auf meine Probleme hin an. Mich faszinierte seine klare Art. Hilfsbereit und entschlossen, der Erkrankung die Stirn zu bieten, komme was wolle. Das brauchte ich, einen Menschen, der wusste, um was es bei Borreliose ging und bereit war, alles zu tun, was möglich war, um sich zu "retten". Dabei schien er sich sehr gut auszukennen, und wie ich später erfuhr, entpuppte er sich für mich als (so nenne ich ihn heute, aber ich denke, er würde es nicht mögen) "Bakterienflüsterer". Ich möchte behaupten, dass ich niemanden kenne, der sich so gut in das Thema bakterielle Infektion - speziell Borreliose in späteren Stadien - eingearbeitet hat wie er und darüber hinaus auch alle Zusammenhänge versteht, die der menschliche Körper bei einer solchen Multisystemerkrankung durchmacht und welche Auswirkungen es hat. Davon abgesehen, und das macht ihn besonders und sympathisch, hat er die Gabe, es Menschen so zu erklären, dass sie verstehen, was bei diesen schwierigen Prozessen geschieht und wie man dem Körper helfen kann. Das hat in den letzten vierzig Jahren nicht ein Arzt bei mir geschafft.

Persistierende bakterielle Infektion, am ehesten Borreliose, eventuell garniert mit weiteren Erregern, so haben Wolfgang und ich uns kürzlich geeinigt, diese Erkrankung zu nennen. Im Grunde heißt das nur, dass wir eine andauernde, nicht ausgeheilte, sprich chronifizierte bakterielle Entzündung haben. Das kann passieren, wenn es um hartnäckige intrazelluläre Erreger wie Borrelien geht, die zu spät erkannt und zu spät und leider auch nie richtig therapiert wurden, und die in Spätstadien zu solchen fatalen Multisystemerkrankungen führen.

Zum einen ist das Wort Borreliose in den Medien hier und da negativ behaftet und ausgelutscht, fast schon eine Modekrankheit, und zum anderen können wir eigentlich auch gar nicht mehr nur von der einen Bakterienart "Borrelia" sprechen, die uns das Leben schwer macht. Oft sind es mehrere Borrelien-Unterarten oder ganz andere Bakterienarten, die zusammen erst das Fass zum Überlaufen bringen. Es kann ja auch durchaus sein, dass es Bakterien sind, die wir noch gar nicht kennen und die nicht mal erforscht sind. Zwar erledigen wir sie bei einer antibiotischen Breitband-Therapie mit viel Glück gleich mit, aber wer weiß, ob es dann tatsächlich die eine Borrelia war oder nicht doch einer ihrer zig Kumpels namens beispielsweise Chlamydien, Babesien, Ehrlichien, Rickettsien, Yersinien oder andere und ob nicht noch weitere Krankmacher wie Viren, Parasiten, Gifte oder Schwermetalle mit im Spiel sind.

Ich wurde mit meiner Erkrankung erwachsen

Ich hatte also jetzt zumindest eine vage Bezeichnung und eine recht konkrete Vorstellung meiner Erkrankung mit all ihren nicht enden wollenden Beschwerden und wusste nun, dass es nicht einfach nur Nerven sind, die bei mir ausfallen, sondern ich wusste jetzt auch, was es offensichtlich verursachte. Meine Erkrankung wurde langsam erwachsen und ich mit ihr. All das ganze Wissen saugte ich auf wie ein Schwamm und Wolfgang half mir in jeder Situation, beantwortete jede Mail und half mir die Dinge zu verstehen, die in mir geschahen.
Aber wie läuft das denn konkret ab, und was steckt dahinter? Am Anfang muss uns irgendwas gestochen oder gebissen haben, das diese Bakterien und andere Schmarotzer in sich trug. Wir haben es vielleicht nicht bemerkt oder großzügig übersehen und überließen dem Gast unseren Körper. Die Bakterien - in meinem Fall dank
erinnerlichem Zeckenstich wohl an erster Stelle Borrelien - fanden durch das Blut den Weg nach wenigen Stunden oder Tagen ins Gewebe und durch den intelligenten schraubenförmigen Bewegungsapparat selbst bis in die letzten Winkel meines Körpers. Da wo sie sicher und vom Immunsystem nur schwer zu finden waren. Klar, einen Teil hat das Immunsystem sicherlich erledigt, aber etwas bleibt zumeist dennoch übrig.

Ein Wunder ist das nicht, dass wir es kaum oder gar nicht bemerken, denn fatale Symptome kommen oft erst nach vielen Jahren zu Tage. Bei mir waren es mehr als fünf, als der erste Nerv ausfiel.

Hartnäckige, intelligente, gerissene Erreger

Allzu sehr ins Detail muss man hier nicht gehen, es reicht zu wissen, dass Bakterien nicht dumm sind und sich gerne und oft vermehren. Es gibt gute und böse. Die guten, gesunderhaltenden sitzen beispielsweise in unserem Darm und sind Teil des Immunsystems. Die schlechten, krankmachenden haben in uns nichts zu suchen. Die Arten, die uns das Leben in diesem Fall schwer machen, nämlich die Borrelien, vermehren sich zum Glück vergleichsweise langsam, was aber auch diverse Schwierigkeiten mit sich bringt. Zudem haben sie sich oft schon über Monate und Jahre in Nischen in unserem Körper verkrochen, die wir mit Medikamenten nur noch schlecht erreichen, da die meisten Medikamente im Blut oder gut durchbluteten Geweben wirken, diese Borrelia-Bakterien aber gerne im schlecht durchbluteten Fett- oder Bindegewebe sitzen und daraus besteht, wer hätte es gedacht, auch unser Nervensystem.

Wie diese gerissenen Bakterien es schaffen, unser schlaues Immunsystem auszutricksen, möchte ich an dieser Stelle abkürzen, denn das würde ein mehrere hundert Seiten dickes Buch füllen, und danach könnten Sie nicht mehr ruhig schlafen, weil es einer Alien-Invasion in nichts nach steht. Aber es sei so viel verraten, dass Borrelien unter anderem unsere Körpertemperatur herunterregeln, um zu überleben, da sie sich am wohlsten bei 35°C fühlen. Sie nehmen auch Formen an, die unser Immunsystem nicht mehr als Fremdkörper erkennt und deshalb nicht bekämpft, oder sie leben in kaum zu durchdringenden Biofilmen, sodass sie gemeinsam mit ähnlichen Bösewichten zusammenhalten und sich gegenseitig unterstützen. Naja, das würden wir alles auch tun, wenn unser Überleben davon abhängen würde. Grausame Vorstellung!

Fazit ist, sie leben in uns, vermehren sich, verstecken sich, tarnen sich, tricksen uns aus..., und das Immunsystem ist so überfordert und durcheinander von den fiesen Tricks, dass es übermäßig und unkontrolliert aus allen Rohren feuert - und das jahrelang, um dem Treiben Einhalt zu bieten. Dabei schießt es wie ein wild gewordener Soldat auf alles was sich bewegt, und das sind die Stellen, an denen sich die Biester gerne aufhalten. Entzündungsreaktionen sind die Folge bzw. die Antwort des Immunsystems auf die Angriffe der Bakterien. Werden diese Entzündungsreaktionen im Laufe der Jahre heftiger und immer unkontrollierter, nehmen wir es wahr als Schmerz, Taubheit, Brennen, Lähmung, Schwellung, Ausfall eines Nervs, Tinnitus, Angststörung...

Es ist nicht einfach, die vielen Prozesse im Körper zu verstehen, aber klar wird hier, wird dem Feind nicht richtig zugesetzt, können chronische Leiden entstehen, die sogar zur Autoimmunerkrankung ausarten können. Hier die Definition einer Autoimmunerkrankung:

Autoimmunerkrankung ist in der Medizin ein Überbegriff für Krankheiten, deren Ursache eine überschießende Reaktion des Immunsystems gegen körpereigenes Gewebe ist. Irrtümlicherweise erkennt das Immunsystem körpereigenes Gewebe als zu bekämpfenden Fremdkörper. Dadurch kommt es zu schweren Entzündungsreaktionen, die zu Schäden an den betroffenen Organen führen. (Wikipedia).

Warum wird nichts getan?

Nach alldem, was ich bis hierher gelernt und endlich verstanden hatte, stellte sich mir jetzt nur noch eine Frage: Warum haben Ärzte bisher nie etwas gefunden, und warum behandeln sie mich nicht?

Meine etwas frustrierende Meinung ist, dass der Arzt oft nur diagnostiziert, was von der Krankenkasse zugelassen ist und von ihr erstattet wird, und hier ist schon das erste Problem. Es gibt einige Labore, die schon weitaus fortschrittlichere und zielführendere Tests anbieten als die, die von der Kasse bezahlt werden, doch sie sind teuer. Und es gibt ebenso viel versprechende Therapien, bei denen sich die Kasse und mit ihr der Arzt querstellt. Ich kann ein Lied davon singen. In den ersten Jahren meiner "Selbstmedikation" habe ich neben meinem festen Job noch nebenberuflich gut verdient und meine Mutter als große Unterstützung gehabt. Das ganze Geld ist in die medizinischen Tests und Medikamente geflossen.

Ein anderes, und meiner Meinung nach noch größeres Problem ist das Thema Antibiotika. Weit verbreitet ist die Meinung, dass es uns schadet, besonders wenn wir es lange einnehmen. Zum Glück stimmt das nicht ganz. Wir sind bei Borrelien mit Bakterien belastet, die sich nur langsam vermehren und viele Tricks anwenden, um in uns zu überleben. Das allein wäre schon Grund genug für eine längere antibiotische Behandlung. Es gibt viele unterschiedliche Antibiotika, doch zum Glück helfen uns die, die ich hier eher als harmlos, vergleichsweise nebenwirkungsarm und in unserer Situation hilfreich einstufen würde. Sie töten die Erreger nicht, sondern hemmen nur das Wachstum. In der richtigen Dosis zerstören sie die bösartigen Bakterien, doch die guten, aus denen unser Immunsystem besteht, kümmert es kaum etwas. Selbst nach Jahren der Einnahme der Antibiotika würde es sogar ausreichen, eine Sauerkrautkur zu machen, und alles im Darm wäre wieder im Lot.

Warum wir nicht richtig behandelt werden

So ganz pauschal kann man es nicht sagen, aber für mich habe ich eine Wahrheit gefunden und kann sie anhand meiner Symptome und Reaktionen auch konkret zu 100 Prozent beweisen, da ich Tagebuch geführt habe und mich heute als "fast gesund" bezeichnen würde. Und doch werden hier Ärzte mit dem Kopf schütteln und sagen "veröffentlicht bloß dieses Buch nicht, es werden sich alle auf Antibiotika stürzen und dran kaputt gehen". Es sind aber dieselben Ärzte die mir über Jahrzehnte nicht helfen konnten, also bitte entschuldigt, wenn ich auf diese Meinung pfeife.

Wenn wir in einem solchen Spätstadium sind, in dem das Immunsystem schon über Jahre ackern musste und nun langsam aber sicher die Auswirkungen der auf Hochtouren laufenden Entzündungsreaktionen deutlich sichtbar werden, dann sind die Borrelia-Bakterien schon lange kaum oder sogar gar nicht mehr in unserem Blut nachweisbar. Längst nicht in allen Fällen sind sie es mit den gängigen Tests oder sagen wir besser, mit denen, die die Krankenkasse bezahlt. Folglich glauben die meisten Ärzte auch nur an diese. Findet man doch Bakterien, dann gibt es auch nur wenige Ärzte, die verstehen, dass eine hoch dosierte Antibiotika-Behandlung mit speziellen Medikamenten notwendig ist. Alle anderen halten sich an den in Fachbüchern vorgegebenen Standard und behandeln eine seit Jahren florierende bakterielle Spätinfektion mit schlappen zwei Wochen Antibiotika, ähnlich einer akuten Erkältung, und glauben, es sei vollbracht. Weit gefehlt.

Antibiotische Therapie

Spezialisten vergleichen unsere Art der Borrelien-Erkrankung oder einer mit anderen, hartnäckigen, intrazellulären Erregern sogar häufig mit der Pest. Auch diese kann man nur mit hoch dosierter und ausreichend langer antibiotischer Behandlung in den Griff bekommen, und das ist klinisch sogar anerkannt. Aber unsere Lehrbücher sagen eben zwei Wochen für eine Borreliose und gut ist. Nein, ist es nicht.

Ja, Sie haben richtig gelesen, dies ist mein erster Tipp zur Behandlung. Es wird am Ende um Antibiotika gehen, welche möchte ich später noch ausführen, da es nicht nur diese allein sind, die mir das Leben gerettet haben.

Aber gehen wir mal vom alltäglichen Fall aus, man findet keine Bakterien, da sich diese schon lange aus der Blutbahn ins Gewebe geschraubt oder im Inneren unserer Zellen versteckt halten. Dort trauen sie sich nur ab und zu mal heraus. So auch bei mir. Dann ist da eben mit den Mitteln, die die Kasse begleicht, kaum ein Nachweis möglich, und es gibt laut Lehrbuch auch nichts zu behandeln.

Ich wurde also von Woche zu Woche kränker, und niemand sah eine Behandlungsnotwendigkeit. Mein Gesundheitszustand verschlechterte sich rasend, und man ging bei mir schon von MS aus. Andere bekamen in einer solchen Situation auch schon die tödliche Diagnose ALS. Alles Krankheitsbilder, die aber zu oft nur vermutet werden und gegen die man heute noch nicht viel ausrichten kann. Die Ärzte machen es sich manchmal wirklich leicht.

Der Beginn meiner Behandlung

Ich verstand langsam aber sicher, dass es solche Bakterien sind, die meinem Körper zerlegten, indem sie mein Immunsystem überreagieren ließen, das nun mit Hilfe von Entzündungen meinen kompletten Körper beschoss. Ich beschloss nach allem, was ich durch die Selbsthilfegruppe in Kaarst gelernt hatte, einen ersten Versuch mit Antibiotika, ergänzt mit alternativmedizinischen Mitteln, die den antibiotischen Effekt noch verbessern und steigern und helfen, die möglichen Nebenwirkungen niedrig zu halten.

Penicilline oder Cephalosporine beispielsweise, die überwiegend im Blutkreislauf etwas gegen Bakterien ausrichten konnten, sollte ich in meinem Spätstadium nicht bevorzugen, denn diese würden nichts gegen die in den Zellen versteckten und im Nervengewebe oder gar Gehirn lebenden Bakterien ausrichten können. Potenter sind da Antibiotika aus der Gruppe der Tetrazykline. In dieser Gruppe gibt es beispielsweise die folgenden, die speziell bei Borreliose zum Einsatz kommen, weil sie die Blut-Hirn-Schranke überwinden, gut gewebegängig und fähig sind, in die Zellen einzudringen:

Minocyclin (überwindet bis zu etwa 40 Prozent die Blut-Hirn-Schranke) und
Doxycyclin (bis etwa 25 Prozent) sowie
Tetracyclin (bis etwa 25 Prozent) und andere

Ich nahm mir vor, gleich einen Tag nach dem ersten Geburtstag meiner Tochter mit der Einnahme von Doxycyclin zu starten, da mein Hausarzt dies mit seinem Gewissen gerade so eben noch in der geplanten höheren und längeren Dosis vereinbaren konnte. Zum Glück hatte ich ihn, denn ohne einen guten Arzt, der einen solchen Alleingang auch unterstützt, ist man schlicht verloren, es sei denn man besorgt sich das Antibiotikum im Ausland ohne Rezept. Aber ich hatte ihn, und er wollte diesen Versuch mit mir starten. Warum er es tat, weiß ich bis heute nicht, denn ich konnte ihm ja nur sagen, was ich in der Selbsthilfegruppe erfuhr, aber er tat es. Er half mir, wahrscheinlich weil er wusste, wie lange ich diese Geschichte schon mit mir umherschleppte und nun etwas mehr passieren musste als ein Lehrbuch hergab. Also gab es private Rezepte.

Erfolg!

Mit viel Geduld zeigten die nun einsetzenden und folgenden Antibiotika-Behandlungen, ergänzt mit schul- und komplementärmedizinischen Supplementen und Maßnahmen zur Unterstützung, Entgiftung, Entsäuerung..., später komplettiert mit einer Immunglobulin-Infusionstherapie den erhofften Erfolg. Endlich!

Ich wurde - nach vielen kleineren und größeren "Rückschlägen", nach einem nicht enden wollenden Auf und Ab des Leids, der Schmerzen und Beschwerden, aber auch der Hoffnungen, Verzweiflungen und Ängste - im Laufe der Monate und Jahre langsam (manchmal zu langsam!) aber stetig und zusehends gesünder.

Doch hierzu Schritt für Schritt.

Auf den folgenden Seiten finden Sie die Auszüge aus meinem Tagebuch. Diese sehr persönlichen Daten können am besten wiedergeben, was von da an geschah und welche Wirkung es auf mich hatte. Ich füge in dies Tagebuch einige weitere Erklärungen ein.

Therapie, Verlauf und Tagebuch mit weiteren Anmerkungen und Erklärungen

28.4.2012 - 31.5.2012 (33 Tage)

400 mg Doxycyclin am Tag
Quensyl 200 mg am Tag im Verlauf der AB auf 3 x die Woche reduziert
Außerdem: ASS, Wobenzym und Enzym 6, Perenterol, Bullrichsalz

Doxycylin ist ein Breitband-Antibiotikum aus der Gruppe der Tetrazykline. Quensyl dämpft Entzündungen und Schmerzen, verbessert den antibiotischen Effekt speziell in den Zellen, wirkt auf Biofilme und Sonderformen der Bakterien, bekämpft Borrelien und weitere intrazelluläre Erreger, reguliert Autoimmunprozesse. ASS unterstützt die Antibiose wegen der leichten Blutverdünnung und somit besseren Verteilung bis in kleinere Gefäße des Organismus. Wobenzym oder Enzym 6 sind Enzymmischungen, sie steigern die antibiotische Potenz, wirken Entzündungs-dämpfend und Durchblutungs-fördernd. Perenterol ist ein Darmschutz. Bullrichsalz entsäuert.

28.4.2012

Start. Trotz fehlender klinischer Befunde für den sicheren Beweis einer Borreliose, beginne ich eine Antibiose mit 400 mg Doxycyclin. Folge: leichte Müdigkeit über den ersten Tag hinweg.

29.4.2012

Weiter mit Doxycyclin 400 mg. Massive Müdigkeit. Bin mittags plötzlich für drei Stunden in einen extrem tiefen Schlaf gefallen. Ähnlich einem Blackout. Nach dem Aufwachen war ich noch für eine Stunde stark benommen. Heftige Schmerzen, fast alle bisher bekannten Symptome auf einmal (Tinnitus, Fuß- und Handnerven, Rücken- und Nackenschmerzen usw.). Fazit: Meine erste Herxheimer-Reaktion.

Mehr über solche Herxheimer-Reaktionen, die auf einen heftigen therapeutischen Effekt und Erfolg hindeuten und nicht mit typischen Nebenwirkungen des Medikamentes verwechselt werden sollten finden Sie in einem Bericht von Wolfgang, den er zum Thema "Herxheimer" für Fachzeitschriften geschrieben hat, siehe Literaturtipps am Ende.

5.5.2012

Zusätzliche Einnahme von Quensyl 200 mg täglich. ASS100 einmal täglich plus zwei Kapseln Perenterol Forte 250 mg am Tag, Wobenzym und Bullrichsalz. Fühle mich nach diesen elenden Tagen allgemein besser. So, als wenn ich wieder zeitweise etwas wacher, bewusster und aufmerksamer durch die Welt gehe.

6.5.2012

Ein unglaublich toller Tag. Keine Schmerzen, bin topfit. Konnte am Abend so gut Fahrrad fahren wie schon seit Jahren nicht mehr. Fühlte mich so gut wie schon lange nicht mehr. Und das tagelang. Wenn das keine Wirkung ist...

10.5.2012

Wieder starke Schmerzen ab nachmittags aller gut bekannten Symptome. Bin total erschöpft. Zuhause nehme ich ein heißes Bad und falle dann schnell in den Schlaf. Schwitze unglaublich stark in der Nacht und wache oft auf. Selten so etwas Schreckliches erlebt.

11.5.2012

Am Morgen fühle ich mich schon etwas fitter. Doch am Abend immer heftiger werdende Schmerzen, Engegefühl im Brustkorb, unglaublich starke Gliederschmerzen, Panikattacken, Tinnitus, Durchfall. Fühle mich schlimmer als bei meiner schwersten Grippe. Dieser Zustand hält einen Tag an und wird in den darauf folgenden zwei bis vier Tagen immer schwächer bis er verschwunden ist.

15.5.2012

Wieder ein gutes Gefühl. Kann ordentlich Fahrrad fahren und bin nicht so leicht zu ermüden. Es geht mir wirklich gut.

17.5.2012

Habe abends Beklemmungen bekommen und eine Art Panikanfall. War etwas durcheinander und konnte mich nicht konzentrieren.

18.5.2012

Heute Morgen geht es wieder besser. Der Panikanfall ist vorüber. Fühle mich wieder gut.

19.5.2012

Reduzierung des Quensyl auf alle zwei Tage eine Tablette 200 mg.

23.5.2012

Seit 19.5. merkwürdige Herzrhythmusstörungen drei bis vier Mal am

Tag für ca. fünf bis 15 Minuten. Herz schlägt mir bis zum Hals. Scheint langsam abzunehmen, seitdem ich Quensyl reduziert habe.

Allgemeinzustand: Fühle mich tendenziell fitter und belastbarer. Habe viel seltener Nacken- und Lendenschmerzen. Auf einer Skala von 10 war der Wohlfühlfaktor vor der Behandlung bei 7-9. Ca. eine bis zwei Wochen nach AB-Start fing es an besser zu werden, und heute sind es durchschnittlich 5-6. Angestrebt wären 2-3.

24.5.2012

Deutliche Verbesserung der Herzrhythmusstörungen. Seltener und sehr viel kürzer. Sonst keine Probleme.

25.5.2012

Kaum noch Beschwerden, bis heute 22 Uhr hatte ich noch keine Herzrhythmusstörungen.

1.6.2012 - 24.7.2012 (53 Tage)

Minocyclin 200 mg am Tag - Start einschleichend
Quensyl weiterhin ca. 3 x die Woche
200 mg Knoblauch Kapseln bis zu 3 x 2 am Tag
Chinin 200 mg am Tag
Außerdem: weiter ASS und Enzym 6
Zudem: Grüner Tee, Mineralien-armes Wasser und heiße Vollbäder
Wenn nötig: Ibuprofen

Minocyclin ist - wie Doxycyclin - ein Breitband-Antibiotikum aus der Gruppe der Tetrazykline. Knoblauch wirkt Entzündungs-dämpfend, greift bakterielle Biofilme an und wirkt Schwermetall-ausleitend. Chinin unterstützt die Aufnahme der Medikamente und entspannt die Muskulatur, setzt die Übererregbarkeit von Muskulatur und Nerven herab. Grüner Tee verstärkt die antibiotische Wirkung, reduziert Resistenzen, greift Biofilme an, wirkt leicht antibakteriell, hilft gegen die oft bleierne Müdigkeit. Weiches, Mineralien-armes Quellwasser reinigt, spült, entschlackt, entgiftet, versorgt. Ausgiebige heiße Vollbäder treiben die Körpertemperatur fiebrig nach oben, lassen schwitzen, entschlacken, entgiften, entsäuern, treiben Borrelien aus ihren "Nischen", schwächen sie, machen sie für Medikamente und das Immunsystem verfügbarer, unterstützen das Immunsystem, regen die Durchblutung an, verbessern die Verteilung der Medikamente. Ibuprofen ist ein Schmerzmittel mit deutlich Entzündungs-dämpfender Wirkung.

Nach ca. einer Woche und der Menge von 100 mg Minocyclin sehr starke Herxheimer-Reaktionen (siehe nächste Seite), psychisch und physisch für ungefähr eine Woche. Chinin muss nach einigen Wochen abgesetzt werden, da zu starke Herzrhythmusstörungen. Absetzen von Quensyl gegen Ende der antibiotischen Behandlung, da zu große Nebenwirkungen, beispielsweise Benommenheit. Es sind sonst wieder keine sonstigen typischen Nebenwirkungen zu verzeichnen.

1.6.2012

Start der Minocyclin-Einnahme (einschleichend mit 50 mg). Gleichzeitig habe ich Doxy abgesetzt. Die Herzrhythmusstörungen sind nicht mehr wiedergekommen. Es gab auch keine Herxheimer-Reaktion mehr. Der Allgemeinzustand ist stabil gut. Die Nerven sind noch taub, tun aber seit einigen Wochen nicht mehr so weh.

2.6.2012

50 mg Mino eingenommen. Keine Nebenwirkungen.

3.6.2012

Habe 100 mg (2 x 50 mg) Mino eingenommen. Keine Nebenwirkungen.

4.6.2012

Habe 150 mg (3 x 50 mg) Mino eingenommen. Keine Nebenwirkungen. Aber: Abends unglaublich starke Nervenschmerzen (Hände und Füße, die auch defekt sind), Tinnitus, Gelenkschmerzen, Nacken- und Lendenschmerzen und Müdigkeit. Habe kaum Kraft, meine Hände zur Faust zu ballen.

5.6.2012

Die Nacht war hart, Hände und Füße wurden sogar taub. Die Nervenschmerzen wurden schlimmer. Heute Morgen ist es wieder fast OK. Nicht mehr so schlimm wie in der Nacht oder gestern Abend.

7.6.2012

Habe heute zum ersten Mal 100 mg Minocyclin morgens auf einmal eingenommen. Bis heute sind die Beschwerden relativ gleich geblieben und nicht sonderlich gestiegen. Aber seit heute Mittag bin ich immer heftiger benommen gewesen. Hatte immer mehr Schwindelanfälle und Angst- und Panikattacken. Dazu häufig Schüttelfrost und wirre Gedanken. Habe versucht mich zu beruhigen und es der Wirkung zugeschrieben, da Mino ja auf die Nerven und tiefer im Gewebe wirkt. Habe ein heißes Bad genommen und fühlte mich währenddessen etwas besser. Habe auf Anraten meiner Frau viel getrunken, um den Kreislauf zu stabilisieren. Der Blutdruck war leicht erhöht. Hatte das Gefühl, ich werde irre. Konnte abends nur noch ins Bett und bin total durch den Wind und völlig verstört mit heftiger Symptomatik eingeschlafen und habe unruhig die Nacht verbracht. In der Nacht hatte ich heftige Taubheitsgefühle und Lendenschmerzen wenn ich mal wach wurde.

8.6.2012

Bin heute Morgen völlig fertig und noch mit ordentlicher Restsymptomatik wie Benommenheit, Rückenschmerzen, Schwindel aufgewacht. Fühlte mich aber insgesamt besser als vor der Nacht, habe nicht das Gefühl von Panik.

Erst mal habe ich mit Wolfgang (meinem Mentor aus der Selbsthilfegruppe) telefoniert und mir bestätigen lassen, dass es offenbar keine klassischen Nebenwirkungen des Medikamentes waren, vielmehr eine dieser heftigen Wirkungen, die beim zahlreichen Absterben von Bakterien auftreten können, und die zeigen, dass wir scheinbar auf dem richtigen Weg sind, was die Wahl des Antibiotikums angeht. Wenn das Antibiotikum potent wirkt und viele Borrelien oder andere Bakterien aus der Familie der Spirochäten auf einen Schlag angreift oder gar tötet, dann wehren sich die Bakterien, und sie geben in ihrem Überlebenskampf reichlich Stoffwechselprodukte wie Toxine frei. Und diese abgestorbenen Erreger und ihre Gifte setzen dem Organismus mächtig zu. Hiermit ist das Immunsystem übermäßig gefordert und oft überfordert, reagiert besonders heftig, was wir als Schmerz, Entzündlichkeit, Unwohlsein, Symptomverschlimmerung... kräftig zu spüren bekommen. Solche Effekte, die einen als Folge des therapeutischen Effektes erst einmal für eine begrenzte Zeit elend fühlen lassen, nennt man auch "Herxheimer-Reaktionen". Es geht hier also nicht um eine typische Nebenwirkung des Medikamentes, sondern um seine überaus deutliche Wirkung. Leider wird von manchen Ärzten und Patienten eine solche Reaktion zum Anlass genommen, die Antibiose abzubrechen, weil man sie nicht "verträgt". Eine Nebenwirkung wäre - wie in den Beipackzetteln beschrieben - eher beispielsweise Übelkeit, Erbrechen, Durchfälle oder allergische Hautreaktionen, der Beweis einer Wirkung jedoch wäre die heftige Zunahme der bereits allzu gut bekannten Beschwerdebilder.

Die Einnahme werde ich nicht abbrechen, obwohl ich gestern bei 100 mg aufgehört hatte. Ich will da durch, sodass es mir später besser geht. Setze mir ein eigenes Unwohlfühl-Limit von maximal drei Tagen, bevor ich das Antibiotikum drastisch reduziere. Völlig aufhören möchte ich nicht. Habe das starke Gefühl, dass ich da wirklich durch muss und möchte. Da es mir aber heute Morgen schon etwas besser ging als gestern Abend und ich nun um die heftige Wirkung weiß, habe ich mehr

Mut es anzunehmen und auszuhalten. Natürlich mit Respekt und dem nötigen Menschenverstand. Werde erst Mal bei 3 x 50 mg bleiben und zwischendurch immer mal wieder auf Morgens 100 mg erhöhen, um die Wirkung zu testen. Vielleicht wird sie ja nach und nach schwächer, sodass ich immer weiter nach oben gehen kann. Versuche es nun gut auszubalancieren. Begleiten werde ich alles mit ordentlich viel Flüssigkeit (Grüner Tee und gutes, stilles, Mineralien-armes Wasser), um weiter zu krassen Effekten vorzubeugen.

9.6.2012

Die heftigen Beschwerden und das komische Gefühl haben so ca. 48 Stunden angehalten. Heute ist es fast wie weggeblasen. Irre. Vor wenigen Stunden war ich völlig hinüber und nur zwei Tage später fast wie neu geboren. Gegen Nachmittag wieder zunehmend Schwindelgefühl, allerdings nicht mehr so heftig wie am Anfang. Habe heute auch 3 x 50 mg Mino eingenommen.

10.6.2012

Morgens war erst alles gut, habe gut geschlafen und bin normal aufgewacht. Nach Einnahme von vier Wobenzym wurde mir wieder etwas schwindelig. Werde heute auch 3 x 50 mg Mino einnehmen. Warte jetzt, bis das Schwindelgefühl vergeht und dann steigere ich die Dosis auf 4 x 50 mg. Wenn ich damit dann sicher bin, sodass keine großen Nebenwirkungen auftauchen, werde ich mit der Dosierung wie Wolfgang sagte "etwas spielen".

11.6.2012

Heute Morgen war mir nach Einnahme des Wobenzym wieder etwas mehr schwindelig, was aber relativ schnell nachließ. Ein leichter Dauerschwindel ist seit zwei Tagen eh schon zum Alltag geworden und deshalb nicht weiter schlimm. Ich werde heute 4 x 50 mg Mino einnehmen. Ich will endlich auf die richtige Dosis kommen und Schauen, dass ich es vertrage. Deshalb der angenehmere Weg für den Körper mit 4 x 50 mg. Am Ende der Woche, zum Wochenende hin, plane ich dann die Einnahme von 2 x 100 mg oder 1 x 100 mg und 2 x 50 mg, sodass ich das Wochenende dazu nutze, mit dieser Einnahme klar zu kommen und den Körper mal zu fordern. Fakt ist, dass eine leichte Benommenheit und ein immer wieder heftigerer aufflammender Schwindel bleibt (gelegentlich mit einer leichten Übelkeit gekoppelt), doch nie zu schlimm, sodass ich jetzt die Steigerung wage. Wenn ich mir den Verlauf seit dem 8.6.2012 anschaue, dann stelle ich fest, dass ich so ca. zwei bis drei Tage brauchte, um wieder fast normal zu werden.

Also schien dies wirklich eine gute Wirkung gewesen zu sein. Mit dieser Erkenntnis freue ich mich schon jetzt, den Bakterien mit 200 mg in den Hintern zu treten. Hoffentlich für immer. Für kurze Zeit ist mir heute die linke Hand eingeschlafen (Mittel- Zeigefinger und Daumen). Allerdings ist es innerhalb von Sekunden wieder komplett und ohne Rückstände besser geworden. Ein solches Phänomen hatte ich noch nicht, das ist neu. Als hätte mein Immunsystem plötzlich einiges besser im Griff.

12.6.2012

Heutige Einnahme: 4 x 50 mg Mino. Heute ist die Nebenwirkung schon deutlich geringer. Habe kaum noch Schwindelanfälle. Oft nur morgens nach der Einnahme von Wobenzym. Allerdings sind die Nervenschmerzen in der Nacht sehr heftig gewesen, und auch heute am Tag. Ich denke eine neue Wirkung bahnt sich da an. Das letzte Mal hatte ich ein solches Gefühl bei Doxy, als ich dann den kurzen Grippeanfall bekam (siehe 11.05.2012). Verspüre auch den Drang heute Baden zu müssen. Bin etwas fertig.

13.6.2012

Heutige Einnahme: 4 x 50 mg Mino. Heute war die Nacht etwas mit Symptomschmerzen übersäht. Lauter Tinnitus, Nervenschmerzen und einige Gelenkschmerzen. Seit heute Morgen geht es etwas bergauf. Keine Ahnung, ob solche Wellenartigen Schwankungen mit den Symptomschmerzen eine Wirkung oder nur der normale Verlauf der Erkrankung ist. Werde es heute mit Wolfgang besprechen.

17.6.2012

Heutige Einnahme: 2 x 100 mg Mino. Es gab keine sonderlich großen Wirkungen oder Nebenwirkungen in den letzten Tagen, weshalb ich nun auf 2 x 100 mg übergehen wollte. Momentan gibt es ein ständiges Auf und Ab der Nervenschmerzen. Einmal war es sogar so gut, dass ich für eine längere Zeit von mehreren Stunden fast keinen Tinnitus und keine Nervenschmerzen mehr hatte und mich topfit fühlte. Einige Stunden später war einiges davon leider wieder da.

19.6.2012

Fange gegen Abend an, mich unwohl zu fühlen und habe leichte aufflammende Schmerzen in der Lendengegend.

20.6.2012

Schmerzen im Lendenbereich werden immer heftiger, und es kommen starke Schmerzen der Gelenke, des Rückens, des Nackens und der Nerven hinzu. Sogar beim Wasserlassen brennt es stark. Musste mir zum ersten Mal seit dem Antibiosestart (vorher war es sehr deutlich sehr viel mehr!) mit einer 400er Ibuprofen behelfen. Am Abend sind die Schmerzen am heftigsten, und in der Nacht wache ich stündlich auf. Hinzu kommen Taubheitsgefühle an der rechten Hand und am rechten Fuß. Fühle mich sehr benommen, als hätte ich ein Brett vorm Kopf.

21.6.2012

Die Schmerzen sind fast wie weggeblasen, und wo man gestern noch das Gefühl haben konnte, ich hätte einen Bandscheibenvorfall, einen kaputten Rücken und eine Blasenentzündung, ist jetzt alles wieder fast normal. Nur das Taubheitsgefühl im rechten Fuß ist leicht geblieben. Wahrscheinlich ist dies ein Dankeschön meines Immunsystems auf den Ansturm des Antibiotikums auf die Bakterien. Ich hatte in den letzten zwei Tagen so ziemlich alle physischen Beschwerden der letzten drei Jahre auf einmal erlebt. Alles wurde durch die Therapie hochgekocht. Und so schnell und heftig wie es gekommen ist, ist es bis auf die zurückgebliebene leichte Nervenreaktion wieder gleich schnell verschwunden. Heute Morgen habe ich noch leichte Anwandlungen von kleineren Hörproblemen (nicht richtig aber eben leicht). Gegen Mittag überkommt mich eine extreme Müdigkeit nach dem Essen. Allerdings habe ich nicht das Gefühl, dass es von dem bisschen Salat kommt. Eher kommt es mir so vor, wie am ersten Tag meiner Doxy-Einnahme (29.4.2012). Versuche es durch viel Trinken zu überstehen, werde heute Abend ein heißes Bad nehmen.

26.6.2012

Habe heute begonnen, mich kohlehydratearm zu ernähren. Gegen Mittag ist da wieder diese Benommenheit aber nicht so heftig wie am 7.6.2012. Habe leichte Panikattacken und manchmal wird mir um mich herum alles zu viel, so als wenn ich zu viel Lärm nicht ertragen könnte. Dies steigert sich dann bis zum Abend hin. Versuche ruhig zu bleiben und mich zu entspannen. Habe ein langes heißes Bad genommen, aber dadurch wurden die Schmerzen in Nerven, Gelenken erst deutlich schlimmer, obwohl das Bad mich sehr beruhigt hat. Kurz vor dem zu Bett gehen merke ich, wie mir alles in den Knochen steckt. Ich habe das Gefühl einer Grippe, allerdings nicht sooo heftig.

27.6.2012

Heute Morgen fühle ich mich wie vom Trecker überrollt, die heftigen Schmerzen scheinen in der Nacht aber sehr gut abgeklungen zu sein und es bleibt eine leichte Restsymptomatik. Fühle mich aber deutlich besser. Schon fast wieder fit. Die Benommenheit und die Panikattacken sind verschwunden bzw. die Benommenheit sehr, sehr gering. Fühle mich deutlich belastbarer. Vermutlich war dies wieder seit gestern so eine Wirkung, wie mir rückschauend deutlich wird. Man spricht bei solchen Wirkungen - wie Sie wissen - auch von Herxheimer-Reaktion oder Herxheimer-artigen Reaktionen.

Zusammenfassend bis heute kann ich seit dem Start der Antibiose nur sagen, dass Doxy mich zwar kurzfristig glücklicher gemacht hat nach einer Wirkung, doch bei Mino habe ich das Gefühl, dass es tiefgründiger und konkreter aufräumt. Die Aufs und Abs verschwimmen mehr ineinander und sind in kürzeren und öfteren Phasen, doch ich fühle mich dadurch besonders danach immer wieder wie fast neu geboren. Ich scheine auf die Antibiotika gut anzuspringen, und doch hält es sich immer in Grenzen. Es gab bisher kaum Situationen, die ich als unbeherrschbar ansehen würde in der Antibiose. Immer war es schneller vorbei, als dass ich mir ernsthaft Sorgen machen könnte und dann kommt immer das tolle Gefühl, wenn alles überstanden ist. Heute Abend fühle ich mich recht gut.

28.6.2012

Habe seit heute Morgen starke Fußnervenschmerzen. Den Tag über wird es nicht besser. Auch Rücken- und Nackenschmerzen gesellen sich dazu. Der Tag ist aber auch sehr anstrengend, weil es sehr schwül und warm ist. Abends nehme ich ein 45-minütiges und sehr heißes Bad. Daraufhin verschlechtern sich mein Tinnitus und die Fußschmerzen. Auch leichte Panikattacken kommen gelegentlich auf. Schlafe aber sehr gut und tief ein.

29.6.2012

Heute Morgen fühle ich mich sehr, sehr viel besser. Beschwerden sind gut zurückgegangen. Mein Wohlfühlfaktor bekommt die Schulnote 3. Fühle mich fast wie neu geboren.

30.6.2012

Die Nacht war schlimm, alle Gelenke taten weh und ich musste oft aufwachen. Am Morgen wurde es sehr schlimm, ich konnte mich kaum auf meine Hände aufstützen. Ebenso mit den Füßen. Ständig knackten alle Gelenke in den Fingern. Das tat jedes Mal so weh wie bei einer heftigen Grippe. Meine Finger baumelten nur so an mir rum. Jetzt merke ich erst, wo sich das Viehzeug überall versteckt hat bzw. wo das Immunsystem überreagiert.

1.7.2012

Es geht mir etwas besser. Die Gelenke tun nicht mehr so weh und auch das Knacken lässt etwas nach. Nehme abends ein richtig heißes Bad und auch hier werden einige Symptome wieder heftiger.

2.7.2012

Habe ganz heftige und echt anmutende Träume. Schlafe dennoch gut. Fühle mich morgens ganz gut. Das Knacken lässt immer mehr nach. Alles, was ich an Beschwerden an meinem Körper kenne, wird häufig für wenige Tage heftig und lässt dann wieder nach, wie eben dieses Knacken. Mittags gegen 13 Uhr nimmt plötzlich die Benommenheit extrem zu. Ich fühle mich wie völlig betrunken und als hätte ich wieder ein riesiges Brett vorm Kopf. Kann kaum denken oder arbeiten. Mache alles um mich abzulenken. Das alles hält so ca. zwei Stunden dann ist der Kopf wieder frei, und ich fühle mich, als hätte jemand eine Verstopfung in meinem Hirn gelöst, und ich kann wieder klar denken. Abends fühle ich mich endlich wieder fast normal, bin aber total gerädert von dieser Wirkung der Medikamente. Eigentlich wie immer nach einer heftigeren Wirkung.

5.7.2012

Die letzten Tage waren durchwachsen mit morgendlicher Fuß- und Fingersteifigkeit. Hatte häufig Nervenschmerzen und fühlte mich matt, schläfrig und fertig. Heute dagegen könnte es fast nicht besser sein. Bin heute etwas über den Markt geschlendert und dabei fiel mir auf, dass ich über folgenden Satz grübelte: "Also so fühlt es sich an, endlich wieder am Leben zu sein…". Ein toller Tag ohne Schmerzen und andere Wehwehchen.

6.7.2012

Habe heute Abend eine Kapsel Knoblauch gefriergetrocknet eingenommen. Prompt bekomme ich abends ein Grippegefühl wie noch nie. Ähnlich dem am 10.5.2012.

7.7.2012

Das war eine schlimme Nacht, Schüttelfrost, Grippezustand durch und durch. Den Tag über wird es nur sehr langsam besser. Gegen Mittag fühle ich mich dann umso besser. Verdopple die Dosis des Knoblauchs auf zwei am Tag.

8.7.2012

Abends Grippegefühl, ähnlich wie in der Nacht vom 6.7 zum 7.7., nur nicht so stark.

9.7.2012

Erhöhung der Knoblauch-Dosis auf vier Kapseln (2 x 2) am Tag und Start der Einnahme von Chinin 200 mg am Tag. Fühle mich leicht benommen und bin nachts sehr müde. Habe diverse Symptome, wie ganz leichter Hörsturz, Ohrrauschen, plötzliches Taubheitsgefühl (pelzartig) im rechten Fuß, Innenknieschmerz im rechten Knie. Aber all dies ist nur recht kurz, nicht so intensiv wie früher und hinterlässt nicht so schlimme Probleme. Gehe früh schlafen.

10.7.2012

Die Nacht war OK, mein Fuß schmerzt noch etwas und das Knie auch, aber mein Immunsystem hat es besser verpackt als früher ohne Antibiotika. Benommenheit ist auch wieder besser geworden. Abends werden die Symptome stärker. Besonders das Knie macht mir zu schaffen und mein rechter Fuß. Habe das Gefühl, dass wieder ein Grippegefühl kommt. Nehme abends ein sehr heißes Bad. Kaum aus dem Bad sind die Symptome sehr stark, ich fühle mich elend und schleppe mich ins Bett.

11.7.2012

Die Nacht war der Horror, das stärkste Grippegefühl das ich bisher hatte. Dazu kamen starke Schmerzen und besonders lauter Tinnitus. Bin mehrfach nachts aufgewacht, Schüttelfrost, Fiebergefühl, Glieder taten weh. Ich habe mein Bett und meine Klamotten so vollgeschwitzt, dass ich mich drei Mal umziehen musste. Das Bett war total nass und ich auch. Heute Morgen fühle ich mich grandios. Nach dem Duschen wurde mein Zustand immer besser. Selbst der Schmerz im Knie und im Fuß ist fast weg, so als wäre das alles vor wenigen Tagen gar nicht passiert. Fühle mich zwar ausgelaugt aber gut. Seit Beginn von Mino selten so gut gefühlt. Aber das war echt ein krasser Zustand. Erst solche aufkommenden Beschwerden über Tage und dann eine unglaublich harte kurze "Grippe", und dann ist alles so gut wie neu. Unglaublich.

12.7.2012

Alles OK, habe deshalb mit 3 x 2 Knoblauchpillen angefangen. Außer starken Hand- und Fußgelenkschmerzen geschieht derzeit nichts Aufregendes.

19.7.2012

In den letzten Tagen sind die vielen Schmerzen in den Gelenken gut zurückgegangen und es gab seit der letzten großen Reaktion keine nennenswerten Reaktionen mehr. Allerdings habe ich seit der Erhöhung des Knoblauchs auf 3 x 2 Kapseln am Tag leichte Herzrhythmusstörungen bekommen und deshalb wieder auf 2 x 2 Kapseln runtergeschraubt. Außerdem habe ich, um die Chemiebelastung etwas für meinen Körper zu minimieren, Quensyl von alle zwei Tage eine Tablette auf alle drei Tage eine Tablette gedrosselt. Nun werde ich ein oder zwei Tage mal schauen, wie sich die Herzrhythmusstörungen verhalten. Habe heute auch angefangen für eine Woche 300 mg am Tag Mino einzunehmen bevor die Minophase endet und ich zu Tetra übergehe.

Insgesamt habe ich in den letzten Monaten regelmäßig den "Zaubertrank" getrunken und mich besonders in den letzten Wochen sehr viel gesünder ernährt (Obst, Gemüse und wenig schlechte Kohlenhydrate). Fühle mich zunehmend besser.

Der "Zaubertrank" ist Wolfgangs Idee: Täglich im Wechsel Kräutertees bester Qualität aus dem Biomarkt oder Reformhaus, möglichst solche, die Entzündungs-dämpfend wirken, beispielsweise Grüntee (Matcha...), Kamille, Salbei, Weidenrinde, Karde, Goldrute, Zistrose (Cistus), Brennnessel, Roibusch... Dem Tee Manuka-Honig (ab MBO400), frischen Ingwer, reichlich frisch gepressten Zitronensaft und Schwedenkräuter (Alkoholfrei) hinzufügen,
eventuell auch Mariendisteltropfen und/oder - je nach Geschmack - Zimt. Der zweite "Zaubertrank", der reichlich und regelmäßig verzehrt werden sollte, sind Gemüsesäfte, solo oder gemischt: Möhre, Rote Beete, Sauerkraut, Sellerie, Blattgemüse, Knoblauch, Zwiebel, Gurke, Kürbis..., alles nur Bio, eventuell mit Apfel und anderen Früchten versetzt. Eine weitere "Zaubertrank-Kur": Eine Woche oderbesser noch länger täglich fünf bis sieben frisch gepresste Zitronen (Bio) in reichlich Quellwasser plus etwas Honig.

20.7.2012

Die Nacht war wieder schrecklich, gestern Abend fing es ganz langsam an wieder wie eine Grippe zu wirken. In der Nacht taten mir wieder alle Glieder und Gelenke weh. Ähnlich wie am 11.7., nur nicht ganz so schlimm. Geschwitzt habe ich nicht so heftig. Aber Schmerzen in Armen, Händen und Beinen sind noch vorhanden. Schwitze heute den Tag über etwas. Schmerzen nehmen nur sehr langsam ab. Habe wieder ein längeres heißes Bad genommen.

21.7.2012

Schmerzen in den Gelenken werden immer weniger und das Schwitzen auch. Habe heute Morgen dafür die schlimmsten Nervenschmerzen in den Füßen seit langem. Nackenschmerzen sind auch sehr heftig. Kann Maya keine fünf Minuten lang tragen, und mir geht es den ganzen Tag sehr schlecht. Nehme gleich morgens eine Aktren Spezial (Ibuprofen 400) und nachmittags gleich die zweite. Erst ab nachmittags fühle ich mich recht gut. Schlafe mittags zwei Stunden komplett durch und fühle mich danach erst wieder besser. Das waren seit langem mal wieder die schlimmsten Symptome.

22.7.2012

Heute Morgen fühle ich mich wieder sehr gut. Kann Maya sehr lange tragen. Sind zum Entenfüttern draußen. Nachmittags auf der Kirmes habe ich sehr starkes und langes Herzflattern. Denke es kommt von der hohen Minogabe, kann aber auch zu viel Lärm und Stress sein. Kaum von der Kirmes runter geht es mir wieder sehr viel besser. Habe heute nur 150 mg Mino eingenommen, weil die Herzrhythmusstörungen zu stark wurden.

23.7.2012

Habe Mino heute wieder auf 300 mg erhöht.

24.7.2012

Stopp der Mino-Phase und aller AB wegen Herzrhythmusstörungen. Nach einer morgendlichen Dosis von 100 mg (wollte 3 x 100 mg heute einnehmen) hatte ich den ganzen Tag fast pausenlos heftige Herzrhythmusstörungen und brennende Nerven und kleine Hörstürze. Fühlte mich wie unter Strom. Hatte die ganze Zeit das Gefühl, dass ich eine Überdosis in mir habe. Habe nach den 100 mg keine weitere Dosis Mino mehr eingenommen und werde nun meinem Körper etwas Pause gönnen, bevor es dann mit Tetra weiter geht.

25.7.2012 - 21.9.2012 (58 Tage)

AB Pause
Unterstützung des Immunsystems und der Darmflora

Anfangs ist das Immunsystem offenbar ziemlich durcheinander, und es geht mir sehr schlecht für ca. eine Woche. Dann wird es besser. Doch ab ca. der fünften Woche verschlechtern sich wieder alle Symptome und es kehrt alles zum Stand vor der ersten AB zurück. Keine nennenswerte Verbesserung des Allgemeinzustandes.

25.7.2012

Die Herzrhythmusstörungen werden langsam weniger, sind aber noch deutlich vorhanden. Habe keine AB eingenommen. Trinke nur weiter regelmäßig meinen "Zaubertrank" und nehme Chinin, Quensyl und Knoblauch. Denke darüber nach auch das ein oder andere davon für ein oder zwei Tage auszusetzen, um die Bakterien etwas zu "verunsichern" und mir etwas Abwechslung zu gönnen.

28.7.2012

Da die Herzrhythmusstörungen nicht weniger werden, habe ich nun auch Chinin abgesetzt. Quensyl hatte ich am 25.7. zum letzten Mal eingenommen. Da die Nebenwirkungen mit diversen Antibiotika bei Chinin deutlich im Bereich der Herzrhythmusstörungen liegen, glaube ich aber, dass es daran liegt.

29.7.2012

Die Herzrhythmusstörungen sind deutlich zurückgegangen und nicht mehr so aggressiv. Auch die unter Chinin immer einschlafenden Füße und Nervenschmerzen an den Fußsohlen sind deutlich zurückgegangen.

30.7.2012

Heute sind die Herzrhythmusstörungen ganz weg. Kaum noch Beschwerden. Es lag also offenbar am Chinin. Die Schmerzen an den Füßen sind auch sehr viel besser geworden, und sie werden auch nach Absetzen des Chinins nicht mehr jeden Abend taub, was bisher der Fall war. Nehme derzeit also gar nichts ein.

31.7.2012

Keine Herzrhythmusstörungen mehr. Dafür kamen seit dem Wochenende immer heftiger aber schleichend so ziemlich alle Symptome auf ein Mal. Nacken-, Rücken- und Nervenschmerzen, lauter Tinnitus, schnell taube Füße und Hände und Benommenheitsgefühl, schwitze auch recht viel. Musste mir mit einer Aktren Spezial (Ibuprofen 400) behelfen. Nehme ab heute zwei Mal am Tag - morgens und abends - jeweils eine Fischölkapsel ein, um meine Gefäße zu schützen.

2.8.2012

Heute fühle ich mich sehr viel besser. Morgens bin ich zwar etwas wackelig auf den Beinen, aber wieder relativ schmerzfrei und voll da. Werde ab heute Mutaflor, Symbioflor und Symbiolact (kleinste Packungsgröße) für ca. einen Monat einnehmen, um meinen Darm in der AB-freien Zeit wieder aufzubauen und für die nächste AB vorzubereiten. Den "Zaubertrank" nehme ich weiterhin zu mir, nur in dieser AB-freien Zeit in einer anderen Zusammenstellung (Magen- und Darmaufbauende Tees im Wechsel, Honig, Ingwer, Schweden Bitter und KEIN Zimt).

6.8.2012

Habe gegen Abend leichte Benommenheitsgefühle.

7.8.2012

Heute fühle ich mich matschig im Kopf und immer noch benommen. Dieses Gefühl hatte ich zuletzt zwei Mal während der AB, nur stärker. Mittags war mir heute sogar recht schwindelig für eine kurze Zeit und auch ganz leicht übel. Tinnitus kam auch dazu. Ich denke, dass mein Immunsystem sich nun wieder auf seine eigene Arbeit ohne AB umstellt und viel allein erledigen muss. Die letzten Tage waren durchwachsen, aber nicht derart schlimm. Immer wieder waren einige bekannte Symptome da und dann wieder weg. Heute eben die Benommenheit. Am Abend sehr starke bekannte Symptome: Nacken-, Rücken-, Lenden- und Nervenschmerzen, Tinnitus, leichte Panikattacken und Angstanfälle.

8.8.2012

Heute Morgen fühle ich mich schon sehr viel besser. Und bis auf leichte Nervenschmerzen, die aber sehr gering sind, sind alle anderen Schmerzen wie weggeblasen. Fühle mich sehr gut.

10.8.2012

Heute fühle ich mich wieder sehr benommen. Gestern fing es schon leicht an. Ob es mittlerweile eine psychische Sache ist und auch aus Ängsten resultiert und durch zu viele Gedanken, weiß ich nicht. Eventuell folgen dann die Tage noch mehr Beschwerden, dann war es wieder eine Immunreaktion auf die "Viecher". Abwarten und ruhig bleiben ist angesagt. Ab Mittag verspüre ich heftige Nervenschmerzen.

28.8.2012

Es sind jetzt genau vier Wochen her, dass ich bis auf Quensyl gar nichts mehr eingenommen habe. In den vier Wochen gab es noch viel Bewegung in Sachen Symptome, aber es kamen keine neuen hinzu. Die alten flackerten mal ganz kurz auf und verschwanden schnell wieder. Das Benommenheitsgefühl kam und ging, aber es ließ sich letztendlich immer alles ertragen. Nacken-, Rücken- und Nervenschmerzen kamen und gingen, waren aber nie wieder so schlimm wie vor der AB. Insgesamt fühle ich mich besser und habe das Gefühl, dass es zwar sehr langsam aber bergauf geht. Seit dem 20.8. stieg eine Erkältung in mir auf und hält sich bis heute. Den Höhepunkt hatte sie am 25.08. Wolfgang deutet es auch eher als ein gutes Zeichen.

Ich kann mich nicht daran erinnern, dass ich mal Erkältungen hatte. Ich hatte immer das Gefühl ich sei kerngesund und hätte ein bärenstarkes Immunsystem. Aber dem war wohl nicht so. Mein Immunsystem hat wohl immer gepowert und somit hatten leichte Grippeviren und andere banale Infektionen nie eine Chance auszubrechen. Wenn es einem also "so super" geht in all der Zeit sollte man sich eher fragen warum!

31.8.2012

Habe heute wieder sehr viele alte Symptome. Nacken-, Lenden-, Rückenschmerzen, Nervenschmerzen und Tinnitus. Altbekanntes eben.

1.9.2012

Die Symptome wurden wieder stärker und ich musste sogar 2 x 400 mg Ibuprofen nehmen, um die Nackenschmerzen loszuwerden. Allgemeinzustand ist heute eher schlecht und so wie vor der AB. Allerdings nicht mit neuen Symptomen, sondern nur die alten.

8.9.2012

Die Symptome sind hin und wieder da. Mal stärker, mal weniger stark. Gestern war es besonders heftig mit der Benommenheit. Das komische daran war aber, dass ich mir nicht vorstellen konnte, dass es mit der Benommenheit von den Bakterien kam. Denn so heftig war es vor der AB nicht und müsste eigentlich etwas weniger geworden sein, wie bei dem ganzen Rest der wieder aufflammt. Dann viel mir ein, dass das Einzige, was ich jetzt noch nehme, das Quensyl ist. Kurz in die Nebenwirkungen geschaut und siehe da (Benommenheit, Verwirrtheit, Schwindel, Tinnitus, Unruhe…), alles was mich recht stark momentan belastet. Also nehme ich seit heute erst mal kein Quensyl mehr und schaue, ob es besser wird. Rückblickend kann ich aber schon sagen, dass es scheinbar davon kam.

15.9.2012

Nach einigen Tagen Ruhe heute wieder deutliche Symptome. Besonders Ischias im rechten Bein vom Po abwärts Schmerzen in Knie, Fußnervenschmerzen und Rückenschmerzen. Ebenfalls starke Nackenschmerzen. Muss bis zu 800 mg Ibuprofen schlucken.

16.9.2012

Kaum Besserung, muss mir wieder mit 800 Ibuprofen helfen.

17.9.2012

Nehme abends ein sehr langes heißes Bad, da die Schmerzen mich dazu zwingen, obwohl sie etwas nachgelassen haben. Besonders stark ist es aber noch im Rücken und an den Füßen. Der Ischias hat gut nachgelassen.

18.9.2012

Nach dem gestrigen Bad am Abend geht's mir heute gut. Habe kaum noch Schmerzen.
20.9.2012

Habe ab Mittag sehr starke Rücken- und Nackenschmerzen, auch Lende gesellt sich gelegentlich dazu. Nehme 2 x 400 mg Ibuprofen ein, auf ein paar Stunden verteilt. Gegen
Abend wird es besser. Beschließe mit der Antibiose trotz negativer Borreliose Befunde weiterzumachen, nur nicht so umfangreich und nicht auf Borrelien ausgerichtet, sondern eher einfach nur allgemein gegen Bakterien. Da mir besonders Doxy so gut getan hat und ich während der ganzen Antibiose kaum Schmerzen hatte, empfinde ich die Tetracyclin-Gruppe der Antibiotika als geeignet und mit wenigen Nebenwirkungen behaftet. Werde anfangen Tetra einzunehmen und danach ein Mittel gegen parasitären Befall.

22.9.2012 - 10.10.2012 (18 Tage)

Tetracyclin 3 x 500 mg am Tag
Tinidazol 500 mg am Tag für acht Tage
Knoblauch Kapseln bis zu 3 x 2 am Tag
Außerdem: ASS und Enzym 6

Tetracyclin ist ein weiteres Breitband-Antibiotikum aus eben dieser Tetrazyklin-Gruppe.
Tinidazol wirkt bakterizid und antiparasitär.

Kaum bis schwache Reaktionen nach Einnahme von Tetracyclin, ohne Nebenwirkungen, aber leider auch ohne nennenswerte Wirkungen. Obwohl ich von Fachärzten und Betroffenen häufiger hörte, dass gerade Tetracyclin potent wirke, gerade auch bei Borreliose, was mich neugierig gemacht hat.

22.9.2012

Start mit Tetracyclin 2 x 500 mg. Hatte ab Mittag Angstzustände und wirre Gedanken. Das legte sich erst abends wieder. Bin gegen Abend ungewöhnlich stark müde, kann mich aber wach halten. Gelegentliche

Unruhe, kann aber auch mit meiner aktuell labilen Situation zu tun haben.

23.9.2012

Weiter mit Tetra 2 x 500 mg. Die Nacht war mal wieder seit langem sehr erholsam. Angstzustände und wirre Gedanken sind fast vollständig verschwunden. Fühle mich gut. Gelegentliche Unruhe, was ich immer noch auf meinen Zustand schiebe.

23.9.2012

Weiter mit Tetra 3 x 500 mg. Stelle heute Morgen fest, dass ich diverse Schmerzen, die ich noch vor dem Start mit Tetra hatte, fast vollständig verschwunden sind. Besonders Nacken und Rückenschmerzen sind kaum noch vorhanden. Auch die Nervenschmerzen haben stark abgenommen. Mein Grundzustand ist deutlich besser geworden. In nur zwei Tagen fühle mich sehr viel stabiler und die Symptome sind nicht nur leicht, sondern fast völlig verschwunden.

24.9.2012

Habe zwar wenig geschlafen, aber die Müdigkeit war heute Abend extrem bleiern.

26.9.2012

Habe angefangen 3 x täglich auch eine Knoblauch Kapsel hinzuzunehmen. Bisher keine neuen Ereignisse.

11.10.2012 - 9.5.2013 (210 Tage)

Minocyclin 2 x 100 mg am Tag
Artemisinin 1 Kapsel am Tag, im Verlauf der AB Wechsel auf Quensyl
Tinidazol jeden zweiten Tag 500 mg
Außerdem: ASS und Enzym 6

Artemisinin, auch Artemisin genannt, ist ein aus dem Einjährigen Beifuß gewonnener Kräuterextrakt, der bei verschiedenen Infektionen wirkt, so beispielsweise bei Malaria.

Ständig starke und wiederkehrende Herxheimer Reaktionen im Rhythmus von drei bis vier Wochen. Gegen Ende der AB nehmen die Herxheimer Reaktionen deutlich ab und kommen kaum noch zum Tragen. Über den gesamten AB Zeitraum keine Nebenwirkungen zu verzeichnen.

2.1.2013

Bis heute ging es mir all die vergangenen Wochen hervorragend. Es gab kaum bis keine Beschwerden. Heute Morgen auf dem Weg zur Arbeit hatte es den Anschein, als wollte sich der Hand-Nerv entzünden und die rechte Hand wurde am Zeigefinger warm. Dies ließ aber sehr schnell nach und es kam zu keiner Entzündung. Mittags dann dezent lauter Tinnitus. Es scheint, als wenn ein neuer Teilungsprozess der Bakterien stattfindet und viele Symptome leicht zurückkehren. Hatte gestern ein sehr heißes Bad und leider zu viele Süßigkeiten und Fastfood in den letzten beiden Tagen.

7.1.2013

Insgesamt wiederholt sich alles wie Anfang Dezember seit Start mit Tinidazol. Es scheint eventuell wieder eine Teilungsphase zu sein. Viele meiner Symptome kommen und gehen gleichzeitig (Lende, Nerven, Tinnitus, Rücken). Heute sind die Ohren dran. Irgendwie macht es langsam Sinn was passiert. In einem bestimmten Zyklus teilen sich die Bakterien und das Medikament erledigt sie. Das ist dann das, warum ich mich schlecht fühle, denn irgendwie muss der Müll ja raus. Danach kommen drei bis vier Wochen Beschwerdefreiheit. Das Interessante daran ist zu sehen, wie der Zeitraum der Beschwerdefreiheit immer deutlicher und besser wird, als auch der Zeitraum der Bakterientötung immer dezenter wird. Interessant ist auch, dass ich während dieser Phase der Bakterienvernichtung immer extremen Heißhunger auf Zucker habe. In letzter Zeit kommt es auch alle paar Tage vor, dass ich irgendwie klarer im Kopf werde und mir nicht mehr so neben der Spur vorkomme.

11.1.2013

Hatte gestern Abend und heute in der Nacht extreme Schmerzen im Nacken, Rücken, Fingergelenken und dumpfes Gefühl in den Ohren. Außerdem auch leichte und nur kurzzeitige Nervenausfälle am rechten Fuß. Ganz schlimm war aber das dumpfe Gefühl im Kopf nach dem Mittagessen. So als wäre ich betrunken. Scheinbar wieder oder immer noch eine Reaktion auf die AB. Heute Mittag geht es mir schon etwas besser.

16.1.2013

Hatte heute wieder eine ganz kleine Gehörsensation rechts, leichte Rückenschmerzen und leichtes Kribbeln in den Beinen und der Hand. Also wieder viele Symptome auf einmal, nur sehr schwach.

20.1.2013

Nehme abends ein sehr heißes Bad für eine Stunde.

21.1.2013

Habe sehr starke Nackenschmerzen und schlafe sehr schlecht. Mir schläft auch die linke Hand in der Nacht ein was seltener geworden ist.

22.1.2013

Habe immer noch starke Nackenschmerzen, aber es wird langsam besser.

25.1.2013

Habe eine starke Erkältung. Nach langer Zeit wieder mal eine "normale" Infektion.

1.2.2013

Heute ist über Nacht noch eine Mittelohrentzündung hinzugekommen, nachdem ich gestern scheinbar zu kräftig in das Taschentuch gepustet habe und dabei mein linkes Ohr zwar frei aber auch voll von Bazillen wurde. Die Erkältung schleppt sich langsam dahin und wird nur langsam besser.

3.2.2013

Die Erkältung klingt nur ganz langsam ab, und zu allem Überfluss kommen heute noch diverse Symptome zurück. Scheinbar wieder eine Wirkung. Mir ist sehr stark schwindelig, Nackenschmerzen, Fußnervenschmerzen beidseitig, Handnervenkribbeln links.

7.2.2013

Bis heute hatte ich seit dem 3.2. täglich irgendwelche kleinen bekannten Symptome für wenige Minuten. Der linke Fuß schlief mir heute z.B. ein, Nackensteifigkeit am Morgen.

9.2.2013

Nachmittags ständig kleine Kribbelattacken in der linken Hand. Ein neuer Nerv im Zeigefinger der rechten Hand fällt für wenige Minuten aus, dann ist wieder alles gut. Habe das Gefühl, dass Nerven sich entzünden und das dann wieder alles rasch abklingt. Das geschieht fünf oder sechs Mal, und dann ist wieder alles gut und beim alten guten Zustand.

11.2.2013

Am Nachmittag habe ich ständig kleine Kribbelattacken in beiden Füßen. Habe das Gefühl, dass Nerven sich entzünden wollen und dass dann wieder alles rasch abklingt. Das geschieht vielleicht fünf Mal und dann ist wieder alles gut und beim alten guten Zustand.

12.2.2013

Am Vormittag wieder ständig Kribbeln in beiden Füßen. Habe das Gefühl, dass Nerven sich entzünden wollen und dass dann wieder alles rasch abklingt. Das bis Mittags, und dann gesellen sich Rückenschmerzen dazu. Gegen Abend ist wieder alles gut und beim alten guten Zustand. Die Erkältung scheint erst heute wieder leicht rückläufig zu sein.

12.2.2013

Habe heute wieder sehr viele Symptome. Nackenschmerzen, linker Hand-Nerv wirkt leicht entzündet, erholt sich aber binnen Minuten, Rückenschmerzen, Tinnitus, das Gefühl von neben sich stehen, wirke leicht betrunken.

25.2.2013

Ab Nachmittag plötzlich wieder viele Symptome, Nackensteifigkeit, zum ersten Mal seit vielen Monaten wieder arge Rückenschmerzen, Nerven in den Füßen kribbeln, leichtes "neben sich stehen".

26.2.2013

Habe sehr starke Schmerzen in den Beinmuskeln, Nackensteifigkeit, neben sich stehen und brennende Füße. Gehe abends sehr heiß baden, danach deutliche Besserung der Beschwerden. Dennoch einer der heftigsten Tage seit langem, was Schmerzen angeht.

6.3.2013

Nach nun einigen Tagen der erfreulichen Ruhe habe ich heute wieder recht starke Rückenschmerzen und sowohl im linken Fuß als auch in der linken Hand kurze Nervenausfälle, die aber in wenigen Minuten wieder verschwunden sind.

8.3.2013

Fühle mich heute wieder ab Mittag viel schlechter und habe irgendwie das Gefühl, dass das Antibiotikum nicht mehr wirkt. Bekomme wieder wie bei der AB Pause viele Reaktionen, Rücken-, Lenden und Innenknieschmerzen, und insgesamt fühle ich mich sehr schlapp. Warte nun ab und versuche eventuell einen Antibiotikawechsel auf Doxycyclin.

Nehme abends ein sehr heißes und langes Bad. Tut gut.

9.3.2013

Fühle mich schon wieder wesentlich besser.

10.3.2013

Fühle mich sehr gut und habe meine alten 90 Prozent Besserung fast wieder erreicht. Noch leichte Beschwerden, aber nichts wildes mehr. Die Bäder haben sehr stark gewirkt.

11.3.2013

Fühle mich immer noch recht gut. Die Kälte macht etwas zu schaffen, aber die deutlichen Einschränkungen wie vor dem Wochenende sind nicht mehr vorhanden.

15.3.2013

Habe nach drei Tagen Ruhe ab heute Mittag wieder starke Symptome. Heftige Bein- und Fußnervenschmerzen rechts, Rücken- und Lendenschmerzen, Tinnitus. Habe die letzten vier Tage drei sehr heiße Bäder genommen, das könnte auch Auslöser gewesen sein. Ersetze Artemisinin ab heute für einen Monat wieder mit Quensyl, um etwas Abwechslung rein zu bringen. Das werde ich jetzt häufiger machen.

16.3.2013

Habe mit Quensyl eine Tablette am Tag gestartet anstelle von Artemisinin. Alles andere bleibt erhalten. Nehme die Tablette abends, um mögliche Nebenwirkungen besser zu verarbeiten und damit es besser in einer entspannten Schlafphase wirkt.

17.3.2013

Habe unangenehm starke Ischiasschmerzen bekommen, die in den Fuß ausstrahlten. Dazu Nackenschmerzen, Rückenschmerzen und "neben sich stehen". Ich bekomme immer mehr das Gefühl, die alten Beschwerden kommen zurück. Außerdem hatte ich einen tiefen Schlaf und bin in der Nacht nicht aufgewacht.

18.3.2013

Habe sehr starke Rückenschmerzen bekommen, die bis in den Bauchraum gingen. Bekam den halben Tag nur schwer Luft. Außerdem hatte ich wieder einen sehr tiefen Schlaf und bin in der Nacht wieder nicht aufgewacht.

19.3.2013

Wieder tief und fest geschlafen, fühle mich den ganzen Tag hervorragend. Kaum Schmerzen, und das Wohlbefinden steigt auf 90 Prozent. Alle Symptome fast verschwunden.

20.03.2013

Habe wieder tief und fest geschlafen und fühle mich hervorragend.

31.3.2013

Habe aus Versehen zwei Tage in Folge Tinidazol eingenommen und bin seit heute Morgen den ganzen Tag über mit starken Nackenschmerzen unterwegs. Außerdem auch Hitzewallungen und Beklemmungen. Habe abends erneut ein heißes und langes Bad genommen. Einige Minuten nach dem Bad hatte ich enorme Taubheitsgefühle in der linken Hand, die aber nach wenigen Minuten völlig verschwunden sind.

1.4.2013

Leichter Ischiasschmerz, der in das rechte Bein zieht und deshalb wieder Fußnervenschmerzen auslöst. Ist aber nicht so schlimm wie noch vor einigen Wochen.

8.4.2013

Abends plötzlich einschießend sehr starke Rückenschmerzen ähnlich dem 18.3.

1.4.2013

Immer noch Rückenschmerzen, aber nicht mehr so stark. Leichtes Ziehen im Ischias, leichte Nackensteifigkeit und Tinnitus.

22.4.2013

Ganz leichte Hörstörung auf der rechten Seite, die sich sofort regeneriert hat.

26.4.2013

Hatte viele Symptome auf einmal, die nach wenigen Tagen verschwunden sind.

1.5.2013

Habe starke Nacken-, und Rückenschmerzen bekommen. Dazu Tinnitus und leichten Ischiasschmerz. Alle Nerven tun weh. Gegen Mittag wird es stärker, und es machen sich sogar leichte Nervenausfälle in der linken Hand breit, die sofort in Sekunden aber wieder verschwinden.

Scheint ein neuer Tag der Reaktion auf die AB zu sein. Viele Symptome auf einmal für einen kurzen Moment. Habe aber das Gefühl, dass es abnimmt.

2.5.2013

Habe um den späten Nachmittag herum starke Schwindelgefühle und teilweise einen Sekunden Blackout. Komme nur langsam zu mir. Fühle mich als wenn alle Symptome da wären. Abends dann auch leichtes Stechen beim Wasserlassen.

3.5.2013

Die Nacht war seit langem wieder etwas schlechter. Meine rechte Hand schlief mir zwei Mal stark ein. Morgens brennen mir die Füße stark.

9.5.2013

Summasumarum: Viele Beschwerden haben nachgelassen. Das freut mich.

10.5.2013 - 4.7.2013 (55 Tage)

AB Pause.
Einnahme von Samento und Banderol sowie Karde gegen Bakterien und verschiedene Vitamine und Supplemente zur Immunstärkung.

Samento und Banderol sind zwei Kräuterextrakte, einmal aus der Wurzel der peruanischen Kletterpflanze Uncaria tomentosa, allgemein bekannt als "Katzenkralle", und einmal aus der Rinde des südamerikanischen Otoba-Baumes. Beide - besonders in Kombination - wirken gegen zahlreiche Bakterien und sind Entzündungs-dämpfend. Karde wird aus der Wurzel der gleichnamigen Wurzel gewonnen, soll bei Borreliose gut wirken.

Spüre nach ca. vier Wochen, in denen es mir erst mal schlechter geht, dass viele Symptome besser werden, und ich mich insgesamt sehr wohl fühle. Habe trotz Pause keine Verschlechterung. Es ist eher eine Verbesserung des gesamten Gesundheitszustandes zu verzeichnen. Allerdings habe ich nicht das Gefühl, dass nur eine der Tropfen oder Tabletten etwas nutzt.

10.5.2013

Habe alle Antibiotika abgesetzt und mit Vitaminen angefangen.
Folgende Vitamine und Supplemente nehme ich jetzt für ca. 6 Wochen:
Kräutertees im Wechsel ("Zaubertrank")
Vitamin B / Vitamin C im Wechsel
Weihrauch, Curcumin, Knoblauch, Zwiebeln

Glutathion (zwei verschiedene Sorten)
Basische Ernährung
Kaiser Natron 1 g oder Bullrich Salz
Biologische Gemüse- und Obstsäfte
Mindestens ein Liter bestes, natürliches, weiches, mineralarmes Quellwasser wie beispielsweise Lauretana, Plose, Glaciar, Mont Roucous, Bernina, Pirin, Saskia Naturis (Quelle Kirkel), Spa Reine oder Volvic (immer mal wechseln)

15.5.2013

Vertrage alle Vitamine und Mittelchen sehr gut. Viele Symptome habe ich nicht, außer gelegentlich leichte Hörprobleme und Lendenschmerzen. Fühle mich manchmal wie bei einer Erkältung, aber ohne die bekannten Symptome. Habe heute auch angefangen Samento 3 x 20 Tropfen, Banderol 3 x 20 Tropfen und Karde 3 x 50 Tropfen einzunehmen. Bekommt mir gut, aber Wirkung bleibt aus.

20.5.2013

Ständig eiskalte Füße und starke Schmerzen, selbst in den Kniekehlen und bin schlecht zu Fuß. Nehme ein sehr heißes Bad für knapp zwei Stunden und es wird auch gleich besser.

21.5.2013

Fühle mich morgens sehr gut, aber ab Mittag bekomme ich starke Nackenschmerzen, Fußschmerzen, Heißhunger und muss eine Ibuprofen 400 nehmen. So langsam bekomme ich das Gefühl, dass alle Symptome wiederkommen und die Bakterien sich wieder breit machen. Habe wieder eiskalte Füße. Nehme abends erneut ein heißes Bad und es wird wieder - wie so oft - besser.

22.5.2013

Fühle mich heute und in den folgenden Tagen relativ gut.

4.6.2013

Habe wieder sehr kalte Füße, Lendenschmerzen, Nackenschmerzen, Rückenschmerzen, Tinnitus, und die Füße brennen wieder stärker, wie am 20.5.2013. Auch habe ich ein leichtes Gefühl von Taubheit in den Füßen, was schon lange nicht mehr so war. Gegen Abend werden alle Symptome heftig und ich nehme eine Ibuprofen 400. Ich werde sehr müde und bekomme etwas Schüttelfrost. Fühle mich fiebrig und gehe früh schlafen.

5.6.2013

Die Nacht war sehr gut. Morgens war ich relativ fit und beschwerdefrei.

12.6.2013

Kurzzeitig reichlich Symptome. Es hat den Anschein, als wollten sich Nerven in Händen entzünden. Bin etwas überdreht und fühle mich rastlos. Einige Minuten später ist alles wie weggeblasen.

24.6.2013

Bekomme mittags starke Rückenschmerzen, Nackensteifigkeit, was zügig vorüber geht.

25.6.2013

Habe mir einen Darmvirus eingefangen, was wohl der Grund für das Aufflammen der Symptome ist. Insgesamt fühle ich mich aber auf dem Weg nach oben. Ich habe das Gefühl, dass die Erkrankung gestoppt ist und sich langsam aber sicher bessert. Ich nehme jetzt wieder seit zwei Wochen Quensyl ein, um in einer Woche eine zweimonatige AB mit Doxy zu starten. Danach Entgiftung der Toxine und mal schauen, wie oft dann die gepulste Therapie gehen wird. Das ist erstmal ein grober Plan für die Zukunft. Solange ich Reaktionen habe, werde ich auch ABs machen und erst wenn die letzten Symptome verschwunden sind und mindestens acht Wochen keine mehr kommen, werde ich damit aufhören. Die Entwicklung bis heute macht mich aber stolz und glücklich, denn ich fühle mich 80 Prozent wieder hergestellt…, schön wären 100 Prozent.

1.7.2013

Habe viele Symptome gleichzeitig. Vermute, dass sich wieder einige "Viecher" teilen und die Symptome provozieren. Jedoch ist dies am Abend schon wieder vorbei. Irgendwie habe ich das Gefühl, dass die ABs stark was gebracht haben und dass ich auf dem Weg der Besserung bin, da es mir recht gut geht, aber etwas scheint noch übrig zu sein.

2.7.2013

Habe zwei Kaffee getrunken und stehe kurze Zeit später eine Zeit lang leicht neben mir. Es fällt mir schwer, komplexe Zusammenhänge zu behalten.

5.7.2013 - 25.8.2013 (51 Tage)

Doxycyclin 400 mg am Tag

Quensyl 200 mg 3 x die Woche
Außerdem: ASS und Enzym 6

Nach einer Woche ohne Reaktionen plötzlich eine heftige Reaktion für ca. eine Woche. Danach superguter Gesundheitszustand und Wohlbefinden für ca. ein bis zwei Wochen. Leichte Nebenwirkungen: Anfangs für ca. eine Woche Magenschmerzen, die auf eine falsche Einnahme zurückzuführen waren (leerer Magen, wenig Flüssigkeit). Danach Einnahme zu den Mahlzeiten mit reichlich Flüssigkeit und die Beschwerden ließen sofort völlig nach.

5.7.2013

Start mit Doxycyclin AB 2 x 200 mg
15.7.2013

Habe nach einer Woche Magenschmerzen und Übelkeit. Daraufhin angefangen die AB mit dem Essen einzunehmen und viel dazu zu trinken. Nach drei Tagen trat die Besserung ein. Bisher keine nennenswerten Reaktionen. Habe heute leichten Ischias-Schmerz der wie gewohnt ins rechte Bein zieht, aber es scheint sich alles zu minimieren.

16.7.2013

Die Symptome werden immer stärker und weiten sich nun auf alle bekannten Körperteile aus. Nacken, Füße, Hände, Knie, Rücken, Tinnitus, Schmerzen beim Wasserlassen.

17.7.2013

Die Symptome nehmen so sehr zu, dass ich abends ein heißes Bad nehmen will. Außerdem hatte ich gestern und heute drei Mal 400 Ibuprofen über den Tag hinweg eingenommen, und der Schmerz war immer noch da. Nach dem Bad geht es mir viel besser. Werde abends sehr müde, kann meine Augen kaum offen halten. Ähnlich wie vor ca. einem Jahr, als ich mit der ersten AB auch unter Doxy begonnen hatte.

18.7.2013

Das war bisher meine beste Nacht seit vielen Monaten. Habe durchgeschlafen und fühle mich topfit! Gegen Mittag bekomme ich wieder leichte Symptome. Scheinbar wird es aber weniger.

19.7.2013

Heute sind die Nackenschmerzen fast weg. Der Rücken macht noch Probleme. Nach Rücksprache mit Wolfgang sind die letzten Tage eine klare Reaktion auf das Antibiotikum. Nehme heute ein heißes Bad, um die Bakterien mit der Hitze zu "ärgern".

23.7.2013

Endlich wieder unter den Lebenden. Mir geht es von Tag zu Tag besser. Und obwohl es heute ein schwül-heißer Tag ist, fühle ich mich ganz fit und gesund. Könnte Bäume ausreißen. Irgendwie erinnert mich das alles an den Start meiner AB vor einem Jahr, doch nur schwächer.

24.7.2013

Heute hätte ich einen Marathon laufen können, so stark habe ich mich gefühlt. Besonders das Gefühl in den Beinen ist kräftig geworden. Vor einigen Monaten haben mich Omas beim Weg zur Arbeit überholt, und ich konnte kaum einen Fuß vor den anderen setzen. Das war heute komplett anders. Sogar mit Flipflops konnte ich kräftig, sicher und zügig gehen. TOLL! Und das nach einem harten Arbeitstag, ich bin irgendwie von Doxy begeistert.

28.7.2013

Seit heute habe ich mal wieder Ischias-Schmerzen. Von der Lende zieht es in den rechten Fuß. Füße tun insgesamt weh.

2.8.2013

Zu den Fußschmerzen und den Schmerzen in der Lende komme Rücken- und starke Nackenschmerzen dazu. Ohne zwei- bis dreimal 400 mg Ibuprofen am Tag komme ich nicht aus. Auch leichte Schmerzen beim Wasserlassen und heftiger Tinnitus sind gelegentlich seit der Einnahme von Doxy dazugekommen. Seit dem 28sten bin ich sauer im Urin, der Streifen hat sich von der Originalfarbe kaum verändert. Ich habe deshalb gleich mit Bullrichsalz angefangen. Heute hatte ich zum ersten Mal wieder eine basische Einfärbung.

8.8.2013

Heute fühlte ich mich morgens erst sehr gut und war beschwerdefrei. Ab Nachmittag dann plötzlich in wenigen Minuten furchtbar viele Schmerzen z.B. in den Knien, Nacken, Füßen, kann kaum laufen weil mir die Kraft in den Beinen fehlt. Fange plötzlich an zu schwitzen und kann vor lauter Schmerzen und Schwäche kaum den Weg zur Apotheke laufen. Nehme abends ein sehr langes und heißes Bad.

10.8.2013

Heute geht es wieder besser, doch eine leichte Restsymptomatik in den Beinen, der Lende, den Füßen und im Nacken ist geblieben.

19.8.2013

Noch immer schmerzt es gelegentlich in der Lende u im Nacken. Die Füße brennen mal mehr, mal weniger. Heute habe ich gegen Mittag ein leichtes "neben mir stehen" Gefühl.

Meine laienhafte Vermutung ist, dass am Anfang einer Antibiose das Antibiotikum zwar sehr gut mit den Bakterien aufräumt, doch dann ziehen sich die restlichen überlebenden Bakterien zurück und scheinen die Nerven mehr in Unruhe zu versetzen. Diese andauernden leichten Lendenschmerzen und das folgende Fußbrennen scheint mir eher weniger eine gute Reaktion zu sein. Vielmehr glaube ich, dass sich durch zu lange AB-Gabe eine Art Wirkung einschleicht, die konstant auf die Nerven wirkt. Das Gleiche hatte ich während der fast einjährigen AB am Ende mit Minocyclin auch. Da kam fast keine Reaktion mehr, stattdessen hatte ich die letzten drei Monate immer das Gefühl, dass die Nerven überbelastet waren. In der AB-Pause erholte sich dann alles sehr gut.

In ca. 2 Wochen mache ich wieder zwei Monate Pause und dann bin ich gespannt, wie es weitergeht. Meine weitere Vermutung ist, dass es beim gleichen Muster bleibt, sich nur im Laufe der Zeit immer weiter abschwächt. Nach jedem Beginn einer neuen AB wird es zunächst eine ordentliche Reaktion geben, die einen umhauen kann, weil Bakterien getötet werden. Gefolgt von unglaublichen Kraftschüben, als wäre man neu geboren. Anschließend wird das hoch dosierte AB dann die Nerven überfordern, um dann in der AB-Pause alles wieder zu regenerieren. Fazit aus all dem könnte sein, dass ich die AB-Zyklen kürzer halte. Vielleicht 6 anstatt 8 Wochen. Erscheint mir auch sinnvoll, wenn die Pausen länger als die AB wären.

Außerdem habe ich nun wieder eine Reihe von Ergebnissen bekommen, die ich auf meiner Werteseite eingetragen habe. Es gab zu Beginn der AB in 2012 bei einigen Viren und Bakterien bei den IgG-Werten recht hohe Zahlen, die nun fast alle deutlich zurückgegangen sind. Auch der Vitamin-D25-Wert ist deutlich gestiegen und befindet sich nicht mehr im Defizit, sondern in der Norm. Zwar ist die Vitamin-D-Ratio nur leicht zurückgegangen und somit leider noch immer ein Marker für eine vorhandene chronische Entzündung, doch in der Zusammenschau der Ergebnisse ist ein deutlicher Trend in Richtung Besserung auch labormäßig zu verzeichnen.

Scheinbar brauchte ich alle ABs um den Krankheitsverlauf nicht nur abzubremsen, sondern auch in die positive Richtung zu lenken. Jetzt heißt es wohl nur weiter dran zu bleiben, Werte zu messen und den Verlauf zu beobachten. Wenn man sich die letzten 15 Jahre anschaut, wird auch deutlich, dass einiges noch vor mir liegt, doch es fühlt sich so an, als wenn es ordentlich bergauf geht. Das Immunsystem hat scheinbar wieder etwas mehr Luft durch die Abtötung der Erreger bekommen und hat wieder Zeit mit alten Leichen aufzuräumen.

27.8.2013 - 1.9.2013 (5 Tage)

Doxycyclin 500 mg am Tag
Quensyl 200 mg 3 x die Woche
Außerdem: ASS und Enzym 6

Ordentliche Rückenschmerzen für einige Stunden (Schulter) am Abend der Dosiserhöhung. Kommt einer Herxheimer-Reaktion sehr nahe, auch wenn es aushaltbar ist.

27.8.2013

Erhöhung der Einnahme von Doxycyclin auf 600 mg am Tag. Habe heute den Wert des Doxy im Blutserum bei 400 mg am Tag erhalten, und er lag bei 2,2. Also ist da noch Puffer nach oben. Etwa zwei Stunden nach Einnahme der zusätzlichen Mittagsdosis wurde mir schummrig im Kopf. Naja, kenne es schon von Mino, aber trotzdem ist es unangenehm. Versuche es auszuhalten. Die leichten bis mittelschweren Schmerzen (Lende, Füße usw.) sind immer noch da und sind mal stärker, mal schwächer und das seit Wochen.

28.8.2013

Da die Nebenwirkungen den Wirkungen in einem ungünstigen Verhältnis gegenüber standen, habe ich die Dosis erst mal auf 500 mg am Tag reduziert, um mich in den nächsten Tagen an 600 mg ran zu tasten. Ich hatte zu heftige Angstzustände, Benebeltsein und Nervenschmerzen sowie Tinnitus. Allerdings nicht wie bei guten Wirkungen - sprich Reaktionen - sondern immer ungefähr eine Stunde nach Einnahme und dann im Laufe weniger Stunden abnehmend.

2.9.2013 - 8.9.2013 (6 Tage)

Doxycyclin 600 mg am Tag
Artemisinin täglich 1 Kapsel
Knoblauch 2 x 2 Kapseln
Außerdem: ASS und Enzym 6

Habe nach Einsatz von Knoblauch gleich leichte "Entzündungen" in den Händen festgestellt, aber diese waren sofort nach wenigen Minuten wieder verschwunden.

2.9.2013

Habe die Dosis auf 600 mg am Tag Doxycyclin erhöht und keine Nebenwirkungen.

6.9.2013

Wieder mit Knoblauch (2 x 2 Kapseln am Tag) angefangen und gleich morgens leichte "Entzündung" in den Händen gespürt, die aber sofort wieder verschwand. Außerdem habe ich auch wieder Artemisinin anstelle von Quensyl eingenommen und ziehe es noch den Rest der AB in dieser neuen Form durch.

8.9.2013

Habe heute Morgen noch eine Portion Doxycyclin genommen und dann diese AB für beendet erklärt. Hatte ab Mittag sehr heftig mit meinem Kreislauf zu kämpfen, was eigentlich nicht normal für mich ist. Alles zusammen mit dem Wetter (Regen, schlecht) ist es heute wahrscheinlich ordentlich in den Keller gegangen.

9.9.2013 - 20.10.2013 (41 Tage)

AB Pause.
Bekämpfung der Bakterien mit Monolaurin und Entgiftung mit Body Detox. Supplementierung mit Vitamin B, Weihrauch, Omega 3 Fettsäuren, Cucumin, IP-6, Außerdem: Samento und Banderol

Monolaurin wird aus der Kokosnuss gewonnen. Es soll insbesondere wegen seines hohen Gehaltes an Laurinsäure potent gegen Infektionen - gegen nahezu alle Bakterien und viele Viren - wirken, auch schwierige wie Borrelien und resistente. Body Detox - ein spezielles Enzymgemisch aus Bromelain, Serrapeptase, Nattokinase, Papain und Grapefruitsamen-Extrakt - soll die hartnäckigen Biofilme und zystischen Borrelienformen angreifen und auflösen. Body Detox besteht aus zahlreichen Einzelsubstanzen wie Chlorella-Algen, Apfelsäure, Zitruspektin, MSM-Schwefel, Koriander, Knoblauch, N-Acetyl-Cystein, L-Cystein, L-Glutamin, Alpha-Lipon-Säure, Bromelain, Mariendistel, Selen, Vitamin B und Vitamin C, es hilft beim Entgiften von Schwermetallen, Pestiziden und anderen Giften. Weihrauch wird aus dem Harz des indischen oder afrikanischen Weihrauchbaumes Boswellia gewonnen und hat antientzündliche Wirkung. Omega 3 Fettsäuren aus Fischen, Algen oder Pflanzen (Leinöl...) wirken ebenfalls antienzündlich, schützen die Gefäße, unterstützen das Immunsystem. Curcumin ist der gelbe Farbstoff im Curry und wird aus der Kurkuma-Wurzel gewonnen, es wirkt Krebs- und Entzündungs-hemmend und zeigt positive Eigenschaften bei Neuropathien. IP-6 -

ein Derivat des B-Vitamins Inositol - soll ebenfalls günstig gegen Krebs und Entzündungen wirken und das Immunsystem unterstützen.

Merke schon am zweiten Tag nach Absetzen der AB, dass sich das Immunsystem meldet und bekomme starke Schmerzen hinter den Schulterblättern. Auch leichte Wadenschmerzen, leichtes Erkältungsgefühl. Eine Woche lang habe ich das Gefühl, dass in mir ein Sturm tobt. Dann lässt es wieder gut nach. Ab Beginn der Einnahme von Monolaurin und Body Detox fühle ich mich immer morgens sehr gut und im Laufe des Tages. Bei Steigerung der Monolaurin-Dosis kommen die vielen Symptome unangenehm deutlich zurück, so als wenn Monolaurin richtig im Körper mit Viren und Bakterien aufräumt und Body Detox ordentlich über Nacht den Körper von Schadstoffen befreit. Schlafe seit dem unglaublich gut und leide am Tag ähnlich wie bei den Herxheimer-Reaktionen. Dies wiederholt sich täglich seit Einnahme von Monolaurin und Body Detox.

9.9.2013

Habe heute starke Schulterblattschmerzen und etwas Wadenschmerzen, und auch der Nacken knackt in jeder Position. Es fühlt sich an wie immer. Das Immunsystem versucht offenbar wieder Herr der Lage zu werden, und es wird voraussichtlich einige Wochen dauern, bis alles wieder normal läuft.

10.9.2013

Gestern ging es mir richtig schlecht. Ich habe dann abends ein echt langes und heißes Bad genommen, und dann ging es mir sogar noch schlechter. Ständig hatte ich auch das Gefühl von Erkältung. In der Nacht zwar gut geschlafen, aber einige Male bin ich aufgewacht, und es ging mir immer wieder nicht so gut. Kreislaufprobleme, kleine Minihörstürze, Nervenbrennen an Hand und Fuß, Nacken- und Rückenschmerzen...Und heute Morgen fast alles wieder im Lot. Immer wieder verblüffend, wie schnell das wechselt.

11.9.2013

Start mit Supplementierung:
Vitamin B, Weihrauch, Omega 3 Fettsäuren, Curcumin, IP-6, Monolaurin, Body Detox, Samento, Banderol

12.9.2013

Heute hatte ich gleich nach dem Aufstehen heftige Nackenschmerzen. Den ganzen Morgen über dezente Probleme mit dem Gehör, die gleich wieder vorbei waren. Das Immunsystem berappelt sich scheinbar immer noch. Leider konnte es selbst eine Ibuprofen 400, die ich gegen Mittag einnehme, nicht lindern. Ab 16 Uhr geht es mir dann sehr viel besser. Nehme abends trotzdem ein langes heißes Schwitzbad.

13.9.2013

Hatte heute eine sehr gute Nacht. Bin ausgeruht wach geworden. Zwar mit leichten Nackenschmerzen, aber das ist marginal! Allgemeines Befinden ist sehr gut. Nach dem gestrigen langen Schwitzbad habe ich mich sehr gut gefühlt.

14.9.2013

Habe heute erst Samento und Banderol bekommen und sofort mit einem Tropfen Samento angefangen. Abends werde ich noch Banderol nehmen. Keine Ahnung ob es wirklich daran lag, aber ca. eine Stunde nach der Einnahme von Samento habe ich solch heftige Rückenschmerzen, dass es fast der Reaktion mit 400 mg Doxycyclin ähnelt! Mal schauen wie es weiter geht!

17.9.2013

Mit Samento und Banderol habe ich aufgehört. Habe gesehen, dass ich es schon im Mai ohne Erfolg eingenommen hatte, und da es mir trotz Einnahme hervorragend geht, lasse ich es diesmal weg. Heute ist es ein sehr guter Tag. Habe kaum Beschwerden. Prima.

18.9.2013

Heute habe ich ab Mittag ein heftiges Gefühl "neben mir stehen". Auch kleine Hörstürze gesellen sich hin und wieder dazu. Alles ebbt schnell ab, aber ich fühle mich leicht unter Strom. Abends nehme ich ein heißes langes Schwitzbad und fühle mich danach wieder besser. Allerdings gesellen sich kleine Angstanfälle dazu, die aber rasch verschwinden.

19.9.2013

Fühle mich heute früh recht gut. Das Bad hat wieder gut getan. Heute habe ich auch Vitamin B weggelassen, da ich mir nicht sicher bin, ob das nicht zu stark auf meine Nerven wirkt. Ich weiß ja noch nicht mal, ob ich es wirklich brauche. Werde es einige Wochen mal weglassen und schauen ob das Gefühl von kalten Füßen bleibt.

21.9.2013

Habe heute Monolaurin erhalten und es zum ersten Mal eingenommen (3 Kapseln). Rückenschmerzen flammen auf, sonst kann ich noch nichts dazu sagen. Allerdings nehme ich schon ein paar Tage Body Detox abends fünf Kapseln vor dem Schlafengehen und schlafe sehr viel besser. Morgens bin ich dann wie ausgewechselt.

22.9.2013

Habe den ganzen Tag über ordentlich mit Nackenschmerzen zu kämpfen. Musste über den Tag hinweg zwei Mal 400 mg Ibuprofen einnehmen. Habe insgesamt stark mit dem Nacken und dem Rücken zu tun seit der Einnahme von Monolaurin.

23.9.2013

Habe heute wieder Nacken- und Rückenschmerzen, wache aber jeden Morgen sehr erholt auf. Das ist so seit der Einnahme von Body Detox. Gegen Mittag geht es mir immer am Schlechtesten. Das führe ich auf Monolaurin zurück. Ist aber heute nur unter Vorbehalt. Habe heute den Herrn Dr. P. danach gefragt, ob man meine ENA-Werte subtypisiert, um genauer herauszufinden, welche Erkrankung hinter meinen Nervenproblemen steckt. Dass es eine Art Polyneuropathie ist, ist klar. Doch ob und wie ich dagegen etwas unternehmen kann, neben der Borreliosebewältigung, möchte ich noch in Erfahrung bringen und mit einem guten Neurologen besprechen.

24.9.2013

In den vergangenen zwei Wochen seit Ende der Doxy AB könnte ich sagen, tobte ein Sturm in mir und drohte nicht aufhören zu wollen. Seit wenigen Tagen und besonders heute habe ich einen sehr guten Tag und bin sehr beschwerdefrei.

25.9.2013

Heute brennen meine Füße recht stark. Sonst fühle ich mich ganz OK.

27.9.2013

Zwei Tage war alles recht gut, aber heute brennen die Füße wieder schlimm. Habe ein starkes Kältegefühl in den Füßen, die Schulterpartie kribbelt und schmerzt linksseitig unter dem Schulterblatt.

30.9.2013

Meinen momentanen Allgemeinzustand kann ich irgendwie nicht ganz einschätzen, aber ich habe es jetzt mal beobachtet und seit dem ich das Monolaurin nehme, fing es einige Tage später an und hielt sich wie folgt: Um die zwei bis drei Stunden nach der Einnahme geht alles los, Fußnerven schmerzen, wieder diese Probleme in den Ohren, Tinnitus wird lauter, Nackenschmerzen und ein Zustand, in dem ich am liebsten sofort wieder Antibiotika einsetzen würde, weil ich darunter recht schmerzfrei bin. Dann wird es etwas besser, und alles beruhigt sich etwas, und dann nehme ich auch schon die nächste Kapsel.

In den letzten Tagen habe ich ganz viel heiß gebadet, weil ich mich häufig schlecht gefühlt habe. Und immer ist es fast gleich abgelaufen. Morgens fühlte ich mich nach den fünf Kapseln Body Detox echt immer super, dann ab dem frühen Mittag wird es immer schlimmer. Abends musste ich fast täglich in die Wanne, weil es mir echt schlecht geht. Überall zitterten vereinzelt Muskeln, mal in der Wade, mal im Rücken, dann Nacken und Rückenschmerzen, eiskalte Füße, Nervenschmerzen, Mini-Hörstürze und dann wechseln von Stunde zu Stunde Ort, Heftigkeit und Art der Symptome.

Dann lege ich mich abends wieder in die Wanne, und wenn ich nach einem langen Schwitzbad raus komme, gehe ich fast immer auf die Toilette, weil ich dabei oft viel Tee und Wasser trinke, und habe wie unter Antibiotika leichtes Stechen beim Wasserlassen. Dieses Muster kann ich jetzt schon fast seit ein paar Tagen runterbeten. Für mich hört sich das irgendwie nach Wirkung des Monolaurin an, da es in den vergangenen AB-Pausen nie so sehr auf und ab ging. Auch muss ich mehr als je zuvor Ibuprofen schlucken. Das war in allen anderen Pausen eher völlig unnötig. Bisher ist unter Monolaurin und unter Body Detox die heftigste Wirkung in meiner AB-Pause zu verzeichnen. Kein anderes Mittel hat bisher so klar und deutlich reagiert wie diese zwei.

Wenn es Monolaurin ist, was derzeit wirkt, dann muss ich sagen, dass es sich zwar langsamer in den Körper einschleicht, aber die Wirkung beim Aufräumen deutlich höher oder mindestens gleich ist, als die jedes Antibiotikums, dass ich bisher eingenommen habe.

2.10.2013

Es geht mir heute wieder sehr gut. Scheinbar eine Pause in der Wirkung des Monolaurins!

4.10.2013

Habe eine dreitägige Erkältung überstanden und weise die zügige positive Entwicklung dem Monolaurin zu: Dienstag: Halsschmerzen am Morgen weiter nichts. Mittwoch: Stärkere Halsschmerzen am Morgen, die bis zum Mittag blieben, danach wurde die Erkältung bis zum Abend hin so schnell und so heftig, dass ich schon glaubte die nächsten vier Wochen platt zu liegen. Aber schon beim zu Bett gehen war irgendwas anders. Die Erkältung war zwar intensiv, aber irgendwie auf einer erträglichen Ebene (kann es kaum erklären). Ähnlich den Reaktionen bei Start von Monolaurin. In der Nacht starkes Schwitzen, aber auch erträglicher als ich es sonst so kenne. Donnerstag: Leichtes Abklingen der Erkältungssymptome und abends fast Symptomfreiheit. Heute: Leichte "Nachwehen", die ich sonst so erst nach zwei Wochen einer Erkältung hatte, aber ich fühle mich wieder fast hergestellt. Ab Nachmittag bekomme ich wieder leichtes "neben mir stehen" und Rücken- Schulterschmerzen wie zu Beginn von Monolaurin.

7.10.2013

Habe heute wieder das Gefühl, dass der Rücken schmerzt und stehe gegen Mittag ordentlich neben mir. Ansonsten fühle ich mich OK, die Nerven schmerzen nicht.

12.10.2013

Bis heute ging es mir sehr gut. Seit heute habe ich wieder Nacken- und Rückenschmerzen, Nervenbrennen, Innenknieschmerzen sodass sogar laufen nicht wirklich geht.

13.10.2013

Nehme ein langes heißes Bad, obwohl es mir abends wieder sehr gut geht.

14.10.2013

Habe abends beim Wasser-lassen starkes Brennen. Danach beim zweiten Mal aber wieder alles normal.

16.10.2013

Nervenschmerzen und leichtes "neben sich stehen". Außerdem Lendenschmerzen.

20.10.2013

Habe extreme Nackenschmerzen, die nicht weggehen, auch nicht mit Ibuprofen 400.

21.10.2013 - 28.10.2013 (7 Tage)

Immer noch AB Pause.
Keine Medikamenteneinnahme, wegen Magen/Darm Erkrankung starke Symptome

21.10.2013

Nackenschmerzen unverändert schlecht. Bekomme immer mehr Symptome. Auch welche, die ich aus der Borreliose andeutungsweise kenne. Abends werden die Beschwerden immer heftiger, und ich bekomme Übelkeit und Magenschmerzen. Gegen 22 Uhr habe ich starkes Erbrechen, Durchfall und Magenschmerzen und Übelkeit. Scheinbar ein Magen-Darm-Virus, der sich seit zwei Tagen mit den ersten Zeichen angekündigt hat. Komme erst am frühen Morgen zum Durchschlafen.

22.10.2013

Früh geht es einigermaßen. Restsymptome von der Nacht sind noch deutlich, und ich fühle mich grippal. Nehme vormittags ein heißes Bad und lege mich hin. Nach etwas Schlaf fühle ich mich mittags wieder ganz gut und kann auch etwas essen und trinke isotonisches Wasser. Gegen Abend wird es etwas schlechter, und ich habe wieder Übelkeitsgefühl.

23.10.2013

Morgens früh geht es mir noch immer nicht so gut, habe Übelkeitsgefühl kann nichts essen. Habe auch Symptome wie Kribbeln an der rechten Hand und auch in den Füßen beim längeren Stehen. Diese vergehen nach wenigen Minuten schnell wieder, allerdings scheint das Immunsystem gut unter Stress zu stehen.

27.10.2013

Starte Vorbereitungen auf die kommende Antibiose mit Quensyl, ASS und Bullrichsalz. Die vielen Symptome lassen nun langsam aber sicher nach. Es scheint als hätte die heftige Magen-Darm-Grippe meine sensible Nervenproblematik wieder etwas angekurbelt und Reaktionen produziert, besonders im Nacken und an den Füßen.

28.10.2013 - 14.11.2013 (17 Tage)

AB Vorbereitung mit Quensyl, ASS, Bullrichsalz und Grüner Tee

Schon am zweiten Tag der Einnahme von 2 x 200 mg Quensyl gehen die Nervenbeschwerden deutlich zurück und sind kaum noch hinderlich beim Laufen. Fühle mich seit dem Start sehr gut!

5.11.2013

Es geht mir seit Tagen wunderbar. Kaum Symptome. 2 x 200 mg Quensyl am Tag bekommt mir nach anfänglich leichtem Schwindel in den ersten Tagen richtig gut. Schon am zweiten Tag hatte ich kaum noch Nervenschmerzen, die unangenehm waren. Alles im sehr grünen Bereich!

15.11.2013 - 29.12.2013 (44 Tage)

Minocyclin bis zu 200 mg am Tag
Tinidazol 500 mg alle zwei Tage
Quensyl 1-2 x 200 mg am Tag abwechselnd mit Artemisinin
Außerdem: Enzym 6, Knoblauch, ASS, 2-3 Kapseln Monolaurin, 1-2 Kapseln Grüner Tee,
Chinin (Bitter Lemon)

Keine Besonderheiten

15.11.2013

Weiterhin habe ich ein sehr gutes Gefühl in den Füßen. Kaum noch störende Nervenschmerzen. So als hätte sich der Zustand deutlich verbessert. Das gute Gefühl hält jetzt schon seit Anfang des Monats an.

15.11.2013

Habe abends zum ersten Mal Mino 50 mg eingenommen. Wurde sehr müde und habe sehr tief geschlafen. Hatte einen sehr schweren Schlaf.

17.11.2013

Habe heute Morgen zusätzlich Mino 50 mg eingenommen und habe nach ca. einer Stunde manchmal sehr leichte Anwandlungen von Rückenschmerzen, aber nur sehr leichte. Heute Abend kommt wieder eine 50 mg Mino dazu. Morgen steigere ich auf 150 mg am Tag.

20.11.2013

Start der Hochstufung der Minidosis auf 200 mg am Tag.

25.11.2013

Die "Hoffnung", es gäbe wieder eine heftige Herxheimer-Reaktion bei Start der Dosis von 200 mg Mino am Tag schwindet, da derartige Reaktionen diesmal ausbleiben. Stattdessen gibt es seit einigen Tagen hier und da Nervenbrennen und Rückenschmerzen. Alles halb so schlimm wie noch zu Beginn der Therapie mit ABs. Ich vermute, dass einfach schon zu gut aufgeräumt ist und es kaum noch Bakterien gibt. So fühlt es sich jedenfalls an, denn ein Monat lang ging es mir vor Beginn der Mino-AB so gut wie schon lange nicht mehr. Auch möglich ist, dass Mino "reparierend" auf meine Nerven wirkt, was natürlich auch nicht ohne Beschwerden vonstatten gehen kann. Alles fühlt sich aber nicht so wild an. Allerdings knacken die Knochen in Hand und Nacken wieder heftiger. Eine kleine Reaktion ist also doch vorhanden.

26.11.2013

Habe heute Morgen zum ersten Mal Tinidazol dazu genommen und habe eine Stunde später sofort Rückenschmerzen.

6.12.2013

Tinidazol verursacht bei mir deutliche Nebenwirkungen in Verbindung mit Quensyl, weshalb ich nun Quensyl und Tinidazol an unterschiedlichen Tagen einnehme. Tinidazol auch morgens, weil ich es dann besser aushalte als Abends. Gestern hatte ich viele Nerven- und Rückenschmerzen. Auch zum ersten Mal seit langem wieder Taubheitsgefühle in den Füßen. Wieder in die heiße Wanne, erst dann ging es mir deutlich besser.

10.12.2013

Habe extreme Rückenschmerzen unter der linken Schulter. Nehme eine Tinidazol, und es verstärkt sich. Abends nehme ich ein heißes Bad. Danach wird es etwas besser. Minocyclin und Tinidazol wirken schon heftig auf meine Nerven, allerdings habe ich diesmal eher das Gefühl, dass kaum noch Reaktionen vorkommen. Eher ist es das Medikament was leichte Nebenwirkungen erzeugt. So langsam bekomme ich das Gefühl, dass es bei mir kaum noch etwas zu holen gibt.

29.12.2013

Beende heute die Einnahme der AB nach sechs Wochen, da ich keine Wirkungen spüre und wenn, nur sehr leichte. Da waren dafür aber deutlich von Tag zu Tag mehr Nebenwirkungen von Minocyclin. Halte es nach einem Monat Pause für die bessere Entscheidung, mich mal mit alternativen Methoden wie Monolaurin zu beschäftigen und die ABs nur noch gezielt und seltener einzusetzen.

31.12.2013 - 4.2.2014 (35 Tage)

AB Pause plus alternative Therapie.
Weitermedikation mit dem Programm von Inspired Nutrition: Monolaurin, Bio-Fibrin und Body Detox.

Sehr starke Reaktionen analog zu den ersten ABs.

31.12.2013

Starte heute mit der Monolaurin-Therapie. Diesmal aber mit Bio-Fibrin, Body Detox und stärkerem Monolaurin aus den USA.

15.1.2014

Heute Mittag bekomme ich plötzlich extreme Nackenschmerzen und Schwindel. Muss eine Ibuprofen nehmen, weil mein Kreislauf schon nach unten ging. Zuhause nehme ich ein heißes Bad, das mir gut tut. Habe seit drei Tagen starke Reaktionen, ähnlich der einer AB. Nerven tun weh, Nackenschmerzen, Tinnitus, Rückenschmerzen und immer wieder aufflammende Grippegefühle, die nach einigen Stunden bis Tage wieder verschwinden. Auch analog zu einer AB-Reaktion. Keine Ahnung, ob es die Nachwirkungen der letzten AB oder der Quensyl-Einnahme sind oder Monolaurin gute Arbeit leistet.

Habe vor einer Woche mit Quensyl 2 x 200 mg am Tag gestartet. Irgendwie hatte ich zwar das Gefühl, dass die Schmerzen im Nacken geringer geworden sind, dafür bekam ich immer mehr Probleme mit Nerven. Habe es komplett abgesetzt, um meinem Körper nun die volle natürliche Dröhnung zu geben und keine chemischen Tabletten mehr. Jetzt müssen ein paar Monate vergehen, um zu sehen, wie mein Körper damit klar kommt!

4.2.2014 - 18.2.2014 (14 Tage)

AB Pause plus alternative Therapie.
Probiotika Multidophilus Plus und Bacillus coagulans und IP-6.

Multidophilus Plus ist eine Mischung aus darmfreundlichen probiotischen Bakterien.

Befinden mit leichtem Auf und Ab ganz gut.

19.2.2014 - 22.2.2014 (3 Tage)

Therapie Pause

Viele Symptome kommen wieder. Nacken, Lende, Nerven, Tinnitus, alles schmerzt und ist in mir in Aufruhr.

23.2.2014 - 24.3.2014 (29 Tage)

200 mg Quensyl ein- bis zweimal täglich
Vorbereitung zu einer AB oder eventuell auch Langzeiteinnahme mindestens bis zum Neurologen-Termin in der Uniklinik Düsseldorf am 3.4.2014

Am zweiten Tag der Einnahme gleich eine starke Reaktion mit Schüttelfrost und Erkältungserscheinungen die ganze Nacht über.

23.2.2014

Die letzten Tage bis Wochen waren immer schlimmer. Alle Symptome kamen von Tag zu Tag mehr zurück. Kleinere Hörsensationen, Lenden-, Nacken-, Nerven-, Rücken-, Muskel- und Gelenkschmerzen, sodass ich heute bei extrem hartnäckigen Nackenschmerzen beschlossen habe, mit Quensyl anzufangen und zu schauen, wie es im Laufe der nächsten zwei Wochen wirkt und ob es auch wieder diese Symptomfreiheit erreicht wie vor ca. vier Monaten (siehe Tagebucheintrag ab 5.11.2013). Eventuell ist es dann auch eine Vorbereitung auf eine neue AB mit Tetra und Mino.

Allerdings erwarten mich auch in den nächsten Tagen Antworten zu den Ganglioside-Antikörpertests, die eventuell eine Therapie mit Plasmapherese und/oder Immunglobuline indizieren würden. Habe heute ein zweistündiges heißes Bad genommen, und es hat mal wieder unglaublich gut getan. Quensyl begonnen. Prompt geht es mir heute um einiges besser. So schlecht es mir in den letzten Tagen und Wochen auch ging, Quensyl scheint echt was zu bewirken!

25.2.2014

Nachdem ich gestern die Quensyl eingenommen hatte, ging der Spuk ca. zwei Stunden später richtig los. Die komplette Nacht hatte ich fieberähnliche Zustände, ohne dabei heiß zu sein. Wie Grippe nur ohne Grippe, hoffe Sie wissen was ich meine. Ich zitterte innerlich am ganzen Leib, und mir ging es richtig übel, wie bei einer schlimmen Erkältung. Fast hatte ich das Gefühl wie vor zwei Jahren bei meinen ersten ABs. Heute Morgen fühle ich mich schon viel besser, aber mir tun noch viele Gelenke weh. Doch allgemein sind die Schmerzen besonders in den Nerven und das Gefühl, dass mein Körper wie wild vor Entzündungen sprießt, recht gut zurückgegangen. Also für mich eine klare Reaktion und ganz klar, dass mein Körper positiv auf Quensyl reagiert.

2.3.2014

Habe nach gestriger Einnahme von drei Quensyl kräftigen Durchfall und starke Schmerzen. Muss auf eine Tablette pro Tag heruntergehen. Empfinde es eher als Nebenwirkung. Musste die letzten Tage drei Mal am Tag Ibuprofen einnehmen, hatte viele Hörprobleme.

3.3.2014

Fühle mich heute nach Drosselung des Quensyl wie neu geboren.

6.3.2014

Alle Nerven brennen heute recht stark, nehme abends ein langes heißes Bad.

7.3.2014

Die Entzündungen haben gut abgenommen. Quensyl scheint immer besser zu helfen. Nehme weiterhin nur eine am Tag. Seit dem gestrigen langen heißen Bad fühle ich mich heute sehr gut und absolut schmerzfrei.

13.3.2014

Habe heute seit langem wieder Nackenschmerzen und insgesamt das Gefühl, dass ein paar Entzündungen einsetzen. Es lässt sich aber ohne Ibuprofen aushalten. Nehme abends ein langes heißes Schwitzbad.

14.3.2014

Fühle mich heute schon etwas besser. Wo noch vor der Quensyl-Einnahme eine solche Entzündungswelle locker eine Woche gedauert hat, war die letzte jetzt heute Morgen, also nach wenigen Stunden, wieder gut zurückgegangen.

15.3.2014

Es zeichnet sich irgendwie ein Muster ab. Seit ein paar Tagen macht sich wieder eine Erkältung breit, und immer wenn so etwas naht, schießt mein Immunsystem über und bekommt sich nicht gebremst. Mit Quensyl irgendwie weniger aber dennoch spürbar. Heute stehe ich wie vor einigen Wochen bei Erkältungsbeginn leicht neben mir und nach Einnahme von Quensyl recht stark. Habe Entzündungserscheinungen im Körper und Nervenbrennen, aber nicht so unkontrolliert wie vor Wochen. Es scheint als wenn alles etwas eingedämmter und kontrollierter abläuft, auch wenn das Immunsystem über die Stränge schießt.

Ich habe das Gefühl, dass es ein wiederkehrendes Muster ist: Erkältung kommt, dann versucht das Immunsystem den Eindringling zu bekämpfen, schießt in der Bekämpfungszeit über, weil es sich nicht gebremst bekommt, und dann beruhigt sich alles wieder, wenn die Erkältung zurückgeht. Nur mit Quensyl wie gesagt deutlich zurückhaltender.

4.5.2014

Habe keine AB mehr gestartet, da der Gesundheitszustand unter Quensyl immer besser geworden ist. Die starken Entzündungsgefühle sind immer weniger geworden. Habe viel mit Quensyl gespielt und scheinbar moduliert es mein Immunsystem sehr positiv. Nehme nun 2 x 200 mg am Tag.

Am kommenden Donnerstag werde ich die Aufklärung für Immunglobulin bekommen und dann damit starten, weil ein immunologisches Defizit bei mir immer wahrscheinlicher wird. Neueste LTT-Werte auf Chlamydien, Yersinien und Helicobacter waren unauffällig.

22.5.2014 – Ende offen

Start der intravenösen Immunglobulin-Therapie IVIG mit Infusionen in der Uni Düsseldorf.
950 ml alle vier Wochen (Initialdosis bei 2 x 950 ml an zwei aufeinander folgenden Tagen)
Weitereinnahme von Quensyl 200 mg 2 x am Tag

Immunglobuline sind von Menschen gewonnene Antikörperkonzentrate, speziell IgG-Antikörper, hergestellt aus mehreren tausend Blutplasmaspenden. Hiermit werden einige neurologische und autoimmunologische Krankheiten, wie auch die bei mir diagnostizierte Polyneuropathieform, behandelt, um Immundefizite aufzubessern.

In den ersten zwei Monaten kaum große Veränderungen. Dann immer häufiger und dauerhafter auftretende Beschwerdefreiheit. Ich fühle mich von Woche zu Woche besser, endlich.

22.5.2014

Habe heute meine erste IVIG erhalten und keine Probleme. Am Abend leichte Kopfschmerzen, aber die waren mit einer Schmerztablette leicht auszuhalten und schnell vorüber. Nach ungefähr drei Stunden während der Gabe hatte ich das Gefühl, dass einige Schmerzen zurückgehen, besonders im Muskelbereich.

23.5.2014

Habe heute die zweite Initialdosis der IVIG erhalten, allerdings ging es mir richtig dreckig. Hatte richtig üble Kopfschmerzen schon nach der dritten von sechs Flaschen, Übelkeit und Schwindel. Zuhause musste ich sofort ins Bett und war den restlichen Tag bis Mitternacht nicht mehr ansprechbar.

24.5.2014

Heute Morgen waren alle Nebenwirkungen wie weggeblasen, doch gegen Mittag dann kam die Nebenwirkung der IVIG wieder durch, und ich lag vier Stunden platt wie am Vortag, und gegen Abend ist wieder alles OK, fühle mich sehr fit.

25.5.2014

Heute hatte ich das schönste Gefühl. Gegen Abend kam es mir so vor, als hätte ich einen riesigen Berg Vitamine geschluckt, hatte keine Schmerzen mehr und hätte neben dem Zug nach Hause rennen können. Ich kam mir vor wie der Fünf-Millionen-Dollar-Man.

4.6.2014

Insgesamt fühle ich mich recht gut. Bisher hatte ich nur einen Schmerzschub, der aber wesentlich geringer ausfiel als noch vor der IVIG. Mir fehlt immer noch der krasse Wow- Effekt, aber dafür spüre ich innerliche Ruhe und stehe nicht so wie früher unter Beschuss meines eigenen Körpers. Scheinbar eine langsam voranschreitende Verbesserung der Allgemeinsymptomatik.

17.6.2014

Nach einigen Tagen mit spürbarer Nervenwurzelentzündung in der Lende und Zug in den rechten Ischias, fühle ich mich wieder sehr gut und schmerzfrei. Kann alle Schuhe tragen. Im rechten Armgelenk, Nacken und Rücken habe ich kaum noch Schmerzen, was Anfang des Jahres nach Absetzen der AB deutlich anders war. Da konnte ich teilweise die Schmerzen mit Ibuprofen nicht lindern, und die linke Hand schmerzte bei jedem Aufstützen. Bis auf die Nervenschmerzen, die immer noch gelegentlich stärker sind, und leichter Tinnitus hat sich vieles erfreulich gut zurückgebildet.

20.6.2014

Zweite IVIG-Infusion. Keine besonderen Vorkommnisse. Habe Antihistaminikum und Schmerzmittel bekommen zur Prophylaxe nach den letzten Nebenwirkungen, was mich sehr müde gemacht hat. Abends hatte ich leichte Nackenschmerzen, die ich aber locker mit zwei Ibuprofen-Tabletten eindämmen konnte. Keine größeren Nebenwirkungen. Auch das Knacken im Nacken lässt deutlich nach.

27.7.2014

Merke seit einer Woche, dass ich innerlich total fit werde. Bin kaum noch kaputt, und fühle mich immer besser. Die Schmerzen in den Füßen gehen zurück, und die aufflammenden Entzündungen sind kaum noch da. Fühle mich wirklich schon viele Tage einfach sehr gut. Ich empfinde es schon jetzt als einen Zustand, den ich schon lange nicht hatte und auch nicht für so lange. So könnte es mir ein Leben lang schon gut gehen. Sollte das wie anvisiert in den nächsten Monaten noch deutlicher werden, könnte ich heute sagen ich bin zum ersten Mal seit langem auf dem besten Weg der Besserung oder sogar Heilung!

29.6.2014

Fühle mich so, als wenn ich eine Erkältung bekomme. Gleichzeitig bekomme ich morgens sehr heftige Lendenschmerzen und kann mich für 10 Minuten nicht bewegen, als wenn ich einen heftigen Bandscheibenvorfall hätte, und muss mich hinlegen. Dann nach ca. 30 Minuten ist fast alles wieder verschwunden, als wenn niemals etwas gewesen wäre.

30.6.2014

Habe morgens sehr plötzlich sehr starke Schmerzen im Rücken zwischen den Schulterblättern. Das Symptom ist mir auch bekannt. Es ist richtig schlimm und äußert sich gegen Mittag sogar in ganz kurzem Kribbeln in der rechten Hand am Handrücken zwischen Daumen und Zeigefinger. Das Erkältungsgefühl wird stärker, und ich habe Halsschmerzen.

1.7.2014

Weiterhin sind die Schmerzen im Rücken aber schon sehr viel weniger, nehme oft heiße Bäder am Abend, und das hilft gut. Es scheint fast so, als wenn die Symptome nur auftreten, wenn durch z.B. diese Erkältung ein Erreger bekämpft werden muss. Dann schießt das Immunsystem über.

2.7.2014

Das Erkältungsgefühl hält sich deutlich, doch es wird nicht schlimmer, die Symptome vom überschießenden Immunsystem nehmen auch schnell ab.

4.7.2014

Das Erkältungsgefühl ist noch immer vorhanden, scheinbar wird innerlich noch immer gekämpft, aber die Halsschmerzen sind fast weg, und die Erkältungssymptome sind nicht weiter ausgebrochen, bis auf die leichten Halsschmerzen, die auch wieder weg sind. Auch die überschießenden Immunsymptome sind seit gestern deutlich zurückgegangen und heute kaum noch vorhanden. Scheinbar nimmt es mit zunehmender Beruhigung der Erkältung auch ab. Fühle mich heute wieder deutlich besser. Sowohl die Erkältung als auch die Immunsystemsymptome sind sehr zurückhaltend als noch vor Monaten.

5.7.2014

Habe heute wieder Halsschmerzen, aber es fühlt sich an, als wenn es besser wird mit der Erkältung, gleichzeitig gehen die Immunsymptome zurück.

8.7.2014

Starke Nervenschmerzen in den Füßen und starke Unruhe am Abend.

17.7.2014

Bin heute Morgen zum ersten Mal seit Langem wieder mit einem Symptom aufgewacht. Wollte zur Arbeit gehen und stelle fest, dass ich weniger Kraft in der rechten Hand habe. Das viel mir auf, als ich die Tür öffnen und auch als ich den Werkzeugkoffer hoch heben wollte. Den ganzen Tag über ist diese Schwäche deutlich spürbar. Abends tut mir auch die Innenseite meines Arms leicht weh, was ein entzündeter Nerv zu sein scheint. Das ist seit Beginn meiner Therapie in 2012 das erste größere Symptom bzw. Nervenausfall. Spiele mit der Idee mit einer AB bald zu beginnen. In den letzten zwei Monaten nehmen die Nervenbeschwerden wieder leicht zu.

18.7.2014

Habe heute meine dritte IVIG erhalten. Lief alles wie immer. Bin vom Tavegil - einem mitverabreichten Antiallergikum - sehr müde geworden und habe viel geschlafen. Zuhause abends dann einige Kopfschmerzen, die aber leicht in den Griff zu kriegen waren. Alles wie immer gut überstanden ohne besondere Vorkommnisse.

20.7.2014

Habe abends extreme Kopfschmerzen, die aber eher von der Hitze und dem nahenden Gewitter kommen als von der IVIG und lege mich früh ins Bett mit Ibuprofen.

21.7.2014

Auch heute wieder morgens extreme Nackenschmerzen die mich fertig machen. Erst die dritte Ladung Ibuprofen 400 am Mittag und ein starker Kaffee bringen mich wieder nach vorne. Am Abend fühle ich mich so gut, dass es schwer vorzustellen ist, wie schlecht es mir morgens ging. Auch morgens wieder Gewitter, aber ab mittags dann das Gefühl, als wenn die IVIG wirken würde, und plötzlich ist alles Ungute verschwunden. Mir geht es entgegen aller Erwartungen abends fantastisch.

22.7.2014

Auch heute geht es mit sehr gut, den ganzen Tag über, abends ebenso. Richtig fantastisch, und das nur vier Tage nach der IVIG. Bin innerlich sehr ruhig, und Schmerzen und Symptome sind verschwunden, komplett. Natürlich bis auf die Nervenprobleme, die eh schon lange defekt sind, aber auch hier ist mehr Schmerzfreiheit deutlich zu spüren. Abends bin ich fast euphorisch, so gut geht es mir.

23.7.2014

Die gute Verfassung geht heute in den dritten Tag, und ich fühle mich sehr gut wie in den letzten drei Tagen auch. Symptomfreiheit, Schmerzfreiheit..., so wie vor einigen Wochen der Zustand über zwei Wochen, bevor die Erkältung kam und alles versaute. Ich muss wirklich sagen, dass es mir trotz drückenden Temperaturen echt prima geht. Abgesehen von den Symptomen und Schmerzen die verschwunden sind, bin ich innerlich sehr ruhig, ausgeglichen und fröhlich. Es geht mir einfach gut.

28.7.2014

Der gute Allgemeinzustand verfestigt sich zusehends. Es gibt kaum noch Tage, an denen ich mich wirklich schlecht fühle. Die IVIG hilft mir die fiesen Entzündungen, die durch die Bakterien entstanden sind, in den Griff zu bekommen. Es gibt nur noch vereinzelte Symptome, die rasch zurückgehen. Die schlimmsten Schmerzen in den Füßen bilden sich ebenfalls rasch zurück, und ich merke, dass es ab jetzt nur noch bergauf geht. Toll, ein Gefühl der Erleichterung macht sich breit, ich habe seit Langem das Gefühl wieder richtig gesund zu sein.

Ein erstes Fazit

Wenn Sie mein Tagebuch aufmerksam gelesen haben, konnten Sie feststellen, dass es mir von Monat zu Monat immer besser ging. Das ist nicht selbstverständlich. Je heftiger die Reaktionen auf die Antibiotika ausfielen, desto besser ging es mir ein paar Tage danach. Diese Reaktionen sind wichtig, und das Durchhalten hat mir das Leben gerettet. Ich sah mich tatsächlich schon im Rollstuhl. Und der Tag, an dem ich die erste Tablette einnahm und die mich fast komplett aushebelte, das war der Tag des Umbruchs. Was ist in den letzten Jahren nicht alles passierte...

Ich begann zu begreifen, dass mich Bakterien krank gemacht haben, und dass ich diese loswerden muss. Da die Krankmacher leider so kreativ sind und so viele fiese Tricks auf Lager haben, musste ich sie immer wieder mit neuen Stoffen, die sie schwächten, überraschen und sie aus ihren Verstecken locken. Da diese Schmarotzer in uns aber auch so was von hartnäckig sind, dauert es eben lange, bis man in ihren Teilungsprozess eingreifen und sie dezimieren, schwächen oder gar erledigen kann. Ob man sie jemals zu 100 % wieder los wird ist die Frage, aber auch nicht wichtig. Denn es geht im Grunde darum, zusammen mit ihnen auf einer guten Ebene akzeptabel zu (über)leben.

Am Ende ist es die Mixtur der gut kombinierten Anwendungen, die es ausmacht und Ihnen ein relativ gesundes und glückliches Leben verschafft!

Nutzen Sie die Zeit in den Antibiotika-Pausen, um Ihrem Körper richtig aufzupäppeln. Tebonin ist z.B. eine Wunderwaffe - ein Radikalfänger. Nach nur drei Monaten waren meine Ohrgeräusche völlig verschwunden. Es gibt einige solcher Wunderwaffen, speziell im komplementärmedizinischen Bereich.

Wichtig ist es, nach den Antibiotika dem Darm wieder etwas Gutes zu tun. Probiotika wirken hier Wunder. Auch wenn die Antibiotika der Tetrazyklin-Gruppe Ihrem Darm vergleichsweise mit anderen kaum was anhaben, ist es nicht verkehrt, den Darm und das Immunsystem zu unterstützen!

Immunglobulin-Therapie

Ein Wort noch zu den in meinem Tagebuch gefallenen Begriffen wie IVIG oder Immunglobuline. Immunglobuline sind gesunde Antikörper gewonnen aus echtem Blut gesunder Menschen. Gesunde Antikörper helfen uns im täglichen Kampf gegen Viren, Bakterien und andere Eindringlinge, die uns schädigen wollen. Sie erkennen diese und schicken "Soldaten", um sie dann zu vernichten oder einzudämmen. Da bösartige Bakterien und Viren in uns gerne Prozesse in Gang bringen, die uns zusetzen, wie z.B. die Bildung kranker Antikörper, die unser Immunsystem austricksen und es dazu bringen, unseren eigenen gesunden Körper zu beschießen und zu entzünden, setze man zur Heilung gesunde Antikörper ein. Man bekommt die Antikörper in hohen Dosen infundiert, die allerdings nach einiger Zeit wieder aus dem Körper ausgeschieden werden, weshalb es notwendig wird, alle paar Wochen zur Infusion zu laufen.

Diese Therapie bremst die vielen Entzündungen und hilft den Nerven sich schneller zu regenerieren. Bei mir dauerte es gut ein Jahr, bis ich auf einem soliden Stand war. Eigentlich sollte meiner Meinung nach jeder mit einer Nervenerkrankung diese Therapie erhalten, doch noch sind die Ärzte zurückhaltend, da es sehr teuer ist und die Krankenkassen es gerne ablehnen. Aber wenn Sie in einer Uniklinik untersucht werden und es Ihnen verschrieben wird, dann ist es so ziemlich das Beste was passieren kann. Vor den Unikliniken haben die Krankenkassen noch einen größeren Respekt und zahlen schon mal eher.

Ich habe das Glück seit meiner Kindheit in der Techniker Krankenkasse zu sein (keine Schleichwerbung, dafür bekomme ich leider keinen Bonus). Meiner Meinung nach ist das ein Grund mit Superlativen um sich zu schmeißen, denn die TK gehört zu den wirklich besten Kassen wie mir scheint. Service und Unterstützung ist hier Programm, und das spürt man. Auch ich hatte diverse Gespräche, die nicht so nett waren, aber das waren wenige und die führten am

Ende dazu, dass man sich eingestehen musste, dass es nicht die Kasse ist, die Ärger macht, sondern die wirklich dummen Gesetzte, die es nicht vorsehen, chronisch Kranken eine Hilfe zu sein. Hier sehe ich seitens der Politik noch eine Menge Arbeit.

Ernsthaft Leute, so kann es nicht laufen, dass die Kranken mit eh schon zu wenig Kraft sich auch noch biegen und brechen müssen, um ein Minimum an Hilfe zu erhalten. Es ist doch kein Wunder, dass sich kein Arzt mit uns Chronikern befassen möchte, wenn er nur 37 Euro im Quartal abrechnen kann. Hier läuft einiges falsch, kümmert euch drum!

Aber zurück zu den Immunglobulinen. Im Normalfall ist die einzige Nebenwirkung leichte bis mittelschwere Kopfschmerzen, die ich auch besonders in der Anfangszeit hatte. Das führte sogar teilweise dazu, dass mir so richtig schlecht wurde und der Kreislauf in den Keller ging. Da helfen nur Ruhe und viel Schlaf. Ich lege die Infusionen daher immer auf den Freitag, um zum Wochenende die Möglichkeit zu haben, mich auszuruhen. Jetzt nach über einem Jahr Therapie sind die Kopfschmerzen fast völlig verschwunden. Also, auch hier gewöhnt man sich an alles.

Die Heilung der Nerven bzw. die Messwerte der Nervenleitgeschwindigkeit haben sich bei mir innerhalb von nur zwölf Monaten von anfangs kaum messbar bis später zu Normalwerten geändert. Ich kann teilweise wieder ganz normal den Boden unter meinen Füßen spüren, woran vorher nicht im Traum zu denken war.

Diese Infusionen erhält man in der Regel alle drei bis vier Wochen in der Uniklinik über drei bis fünf Stunden pro Infusionssitzung, was abhängig von der Menge ist, was wiederum abhängig von der Körpergröße ist. Doch für diesen Tag gibt es eine Arbeitsunfähigkeitsbescheinigung. Für mich ist dieser Tag eine Entspannung vom alltäglichen Stress. Und ich weiß, dass ich dadurch meinem Körper helfe, sich wieder zu erholen.

Antibiotika-Therapie

Ein Wort auch noch zu Antibiotika, die bei mir einiges bewirkt, aufgeräumt, verbessert haben. Ich werde nicht vergessen, dass es wahrscheinlich die in mir schmarotzenden Bakterien namens Borrelia und Co. in Kombination mit dem deshalb so aufgebrachten Immunsystem sind, welche die Nervenschäden anzettelten. Deshalb werde ich auch in Zukunft in Kombination zu den Immunglobulin-Infusionen in größeren Zeitabständen immer mal wieder Antibiotika nehmen, um den Bakterien-Nachschub im Zaum zu halten oder irgendwann vielleicht einmal - erlauben Sie mir diesen Traum - ganz ausgerottet zu bekommen.

Mir ist klar, dass es ohne Grund, ohne Ursache keine geschundenen Nerven gäbe. Und ein wesentlicher Grund sind (oder waren?) meine bakteriellen Untermieter, die an diesen knabbern und mein Immunsystem nicht zur Ruhe kommen lassen, im Gegenteil, es aufpeitschen und zum Ausflippen bringen. Auf diese Untermieter werde ich aufpassen. Und ein wichtiger Teil dieser Aufpass-Strategie sind Antibiotika und viele der erwähnten antientzündlichen Supplemente und Maßnahmen.

Fakten zu Antibiotika der Tetrazyklin-Gruppe

An dieser Stelle möchte ich einige Auszüge aus Wolfgangs zahlreichen Aufzeichnungen zitieren, niemand versteht es so gut, die schwierigen Details zu erklären. Ausführlicheres von ihm hierzu, zu Diagnosen, Therapien, zum Immunsystem... finden Sie in den Literaturtipps und Quellenangaben.

Eine solide und zeitgemäße Borreliosetherapie bei chronischen Verläufen dürfte nach all den neuen medizinischen und molekularbiologischen Erkenntnissen, die vorliegen, aber immer noch zu wenig beachtet werden, aus diesen vier wichtigsten Säulen bestehen:

- Angemessene Antibiotika (ausreichende Dauer, ausreichend hohe Dosis, intrazellulär wirksam, Überwindung der Blut-Hirn-Schranke, sinnvolle Wirkstoff-Kombinationen)
- Gezielte Regulierung bzw. Unterstützung des Immunsystems und von Entzündungsprozessen mit schul- und komplementärmedizinischen Medikamenten und Maßnahmen
- Entgiftung bzw. Toxinausleitung sowie Meidung von Übersäuerung mit Hilfe der Schul- und Komplementärmedizin
- Ausschluss bzw. Behandlung von Co-Infektionen und Autoimmunabläufen

Es gibt potente Antibiotika gegen Borreliose und andere Infektionen. Dabei sollte unter anderem darauf geachtet werden, dass diese auch intrazellulär wirksam sind und möglichst die Blut-Hirn-Schranke überwinden, speziell in Spätstadien, speziell bei Neuroborreliose. Das beste Antibiotikum nutzt nicht viel, wenn es die Erreger an entscheidenden Stellen nicht erreicht, wenn es nicht in die Zellen oder ins Gehirn vordringt. Intrazellulär wirksame Antibiotika, die sich bei chronischer Borreliose, Rickettsiose und anderen Zeckenbedingten Infektionserregern bewährt haben, sind an erster Stelle Tetrazykline und Makrolide. Weitere intrazelluläre Antibiotika sind Lincosamide, Chinolone und Malariamittel wie Quensyl und Tuberkulosemittel wie Rifampicin, sie werden zunehmend auch bei Spätborreliosen eingesetzt. Die Überwindung der Blut-Hirn-Schranke (Liquorgängigkeit) ist nur bei den Tetrazyklinen besonders ausgeprägt, speziell bei Minocyclin.

Die Vorteile der Tetrazykline sind

- Hohe Erregervielfalt, speziell Zeckenerreger und andere Coinfektionen (Borrelien, Rickettsien, Ehrlichien, Anaplasmen, Bartonellen, Chlamydien, Yersinien, Listerien, Brucellen, Mykoplasmen, Campylobacter, Shigellen, Plasmodien, Burkholderia, Syphilis, Gonorrhö, Pest, Cholera, Ornithose, Brucellose, Leptospirose, Melioidoise, Tularämie, Rosacea, Akne...), Minocyclin zudem Mykobakterien, Toxoplasmen
- Extra- und intrazellulär wirksam, auch gegen zellwandlose Problemkeime
- Überwindung der Blut-Hirnschranke auch schon bei niedrigen Konzentrationen, besonders Minocyclin (bis zu 40 % des Serumspiegels)
- Lipohil (fettlöslich), besonders Minocyclin
- Gute Gewebediffusion, besonders Minocyclin
- Gute Anreicherung im Nervensystem und in der Haut
- Kaum Resistenz-bildend, keine Kreuzresistenzen zu anderen Antibiotika
- Auch in saurem Milieu gut wirksam
- Vergleichsweise Darm-schonend, kaum Hefepilzüberwucherung, kaum Colitis
- Wenig Nebenwirkung, gehören zu den am besten verträglichen Antibiotika
- Vergleichsweise geringere Toxizität
- Kombinierbar mit Enzymen (Bromelain...) mit bis zu 40%iger Wirksteigerung (nachweisbar höhere Serumspiegel) und besserer Verteilung in schwerer erreichbaren Körperarealen
- Kostengünstig

Tetrazykline - Produkte, die besonders bei Borreliose geeignet sind

- Tetracyclin (Achromycin, Tefilin, Tetra) oral
- Doxycyclin (Antodox, Doxy, Supracyclin, Vibramycin) oral und intravenös
- Minocyclin (Klinomycin, Mino, Skid, Udima) oral
- Lymecyclin (Tetralysal) oral
- Oxytetracyclin (Tetra-Gelomyrtol) oral
- Tigecyclin (Tygacil) intravenös

Tetrazykline sind Natursubstanzen, welche von Bakterien namens Streptomyceten synthetisiert werden.

Alle Tetrazykline wirken bakteriostatisch, das heißt, sie hemmen das Wachstum und die Proteinsynthese der Bakterien. Auch deshalb auf längere Behandlungszeiten achten. In höheren Dosen können sie auch bakterizid wirken, das heißt, die Bakterien kurzfristig töten.

Der therapeutische Serumspiegel von Doxy und Mino liegt bei 2-5 mg/l, bei persistierenden Spätborreliosen sollten 5 mg/l möglichst erreicht werden. Serumspiegel grundsätzlich bestimmen, denn manche Menschen verstoffwechseln Tetrazykline genetisch bedingt schlecht.

Die Halbwertszeiten sind bei Tetracyclin im Mittel etwa 9 h, Doxycyclin 15 h, Minocyclin 15 h, Lymecyclin 9-12 h, Tigecyclin 42-45 h.

Im Liquor (Überwindung der Blut-Hirn-Schranke) findet man bei Doxycyclin und Tetracyclin bis zu 25 %, bei Minocyclin bis zu 40 % des Serumspiegels. Resorption bei Doxycyclin 75 %, bei Minocyclin 100 %. Eiweißbindung bei Doxy 96 %, bei Mino 75 %.

Tetrazykline - Nebenwirkungen, Anmerkungen

- Photosensibilisierung, Lichtempfindlichkeit, Sonne meiden
- Nicht zusammen mit Milch, Käse und Milchprodukten oder anderen stark Kalzium-haltigen Lebensmittel einnehmen (3-4 Stunden Abstand)
- Übelkeit bis Schädigung bei Einnahme auf leeren Magen, deshalb während der Mahlzeit im Sitzen einnehmen, bei Magenempfindlichen mit magenschonenden Speisen, z.B. Haferbrei
- Magen- und Leberprobleme bei hoher Dosierung, langer Therapie oder Kombination mit anderen Magen-belastenden bzw. lebertoxischen Medikamenten
- Benommenheit, Schwindel, Müdigkeit, Drucksteigerung im Kopf, Kopfschmerzen, Sehstörungen, Überempfindlichkeitsreaktionen (speziell der Haut), gastrointestinale Störungen (Sodbrennen, Magendruck), Herzrhythmusstörungen (nicht oder selten bei Minocyclin)
- Herxheimer-Reaktion als Folge zu hoher Anfangsdosierung und Überforderung des Immunsystems, aber Beweis potenter Wirkung, deshalb nach Abklingen der Reaktion mit dem gleichen Mittel einschleichend weitertherapieren
- Nicht bei Kindern unter 8 Jahren anwenden, nicht während der Schwangerschaft
- Weitere Anmerkungen und Nebenwirkungen: Beipackzettel beachten

Doxycyclin fördert die Nervenregeneration, so medizinische Forschungen, im besten Fall "täglich bis einen Millimeter", meint mein Neurologe. Es zeigt Effekte als Chelatbildner, bindet Quecksilber und scheidet es aus. Es hemmt die Schädigung von Neuronen.

Minocyclin wird seit einigen Jahren in der Medizin experimentell bei MS, ALS, Parkinson, AIDS-Erregern im Gehirn, Veitstanz... wegen seiner potenten Überwindung der Blut-Hirn-Schranke eingesetzt, meist erstaunlich erfolgreich, auch zum Nervenschutz, zur Nervenregeneration, zur immunologischen Dämpfung und bei rheumatoider Arthritis sowie traditionell bei hartnäckigen Hautproblemen wegen der guten dortigen Verteilung.

Quensyl eignet sich zur ergänzenden Bekämpfung der Erreger (Borrelien, Babesien...) und speziell gegen zystische und andere bakterielle Sonderformen. Quensyl dämpft Entzündungen und Schmerzen, wirkt auch intrazellulär und überwindet ebenfalls die Blut-Hirn-Schranke.

Helferlein - ergänzende Maßnahmen während einer Tetrazyklin-Therapie

Auch die folgenden "Helferlein" stammen nicht von mir, sondern von Wolfgang, Auszüge aus seinen Veröffentlichungen. Hilfreiche Maßnahmen, damit die antibiotische Therapie mit Tetrazyklinen optimal wirken kann und nichts "verpufft", auch zur Unterstützung de Körpers, speziell des Immunsystems, sowie zur Reduzierung von Nebenwirkungen. Das sollte zur Bibel eines jeden Betroffenen werden.

Quensyl (Hydroxychloroquin, Apotheke) zur ergänzenden Bekämpfung dieser und weiterer Erreger (Borrelien, Babesien...) und gegen zystische und andere bakterielle Sonderformen. Quensyl dämpft Entzündungen und Schmerzen, wirkt intrazellulär, überwindet die Blut-Hirn-Schranke und reguliert Autoimmunprozesse. Es beeinflusst das Säure-Basen-Milieu in der Zelle, wirkt hier basisch, zu Gunsten des Antibiotikums und zu Ungunsten der Borrelien. Tetrazykline wirken bevorzugt in einem basischeren Zellmilieu. In den ersten 1 bis 3 Wochen 2 Tabletten je 200 mg täglich, in der darauf folgenden Woche 1 Tablette täglich, ab dann reicht wegen der langen Halbwertzeit von 30 Tagen zur Erhaltung der Dosis 1 Tablette alle 2 bis 3 Tage über die gesamte Antibiotikazeit.

Artemisin (Artemisia annua, einjähriger Beifuß) wird von manchen Ärzten anstelle von Quensyl gegeben. Artemisin ist - wie Quensyl - ein Anti-Malaria-Mittel, speziell gegen multiresistente Stämme, und zeigt zudem bei der Borreliosetherapie und anderen bakteriellen und viralen Infektionen Wirkung. Bezugsquellen z.B. Artemisia annua intense 400 mg von novoForm-Pharma, www.novoform-pharma.de (2-3 x 1 Kapsel), Artemisinin 200 mg von AllergyResearch, www.allergyresearchgroup.com, Artemisia 200 mg von NeuroLab, www.neurolab.eu, oder Artemisinin Tropfen von BioPure, www.biopure.de.

Enzyme wie Bromelain bewirken eine bis zu 40%ige Wirksteigerung des Antibiotikums (anhand von Blutproben überprüfbar höhere Serumspiegel), zudem wegen ihrer blutverdünnenden Wirkung die gründlichere Verteilung des Medikamentes in schwerer erreichbaren Körperarealen, außerdem sind Enzyme entzündungsdämpfend. Beispielsweise Kombipräparat Enzym6 von MecoLine (www.mecoline.com), täglich 1 Tablette, am besten morgens auf nüchternen Magen.

ASS/Aspirin - eine Minidosis von 50 mg reicht, z.B. ASS oder Aspirin protect
(Apotheke), letztere ist magenschonend. ASS sorgt für bessere Verteilung der Medikamente bis in kleinere Gefäße, weil es das Blut leicht verdünnt, es wirkt zudem entzündungsdämpfend.

Chinin (z.B. Limptar N aus der Apotheke, täglich eine Tablette, am besten abends, oder auch Indian Tonic Water ohne Zucker) unterstützt die Aufnahme der Medikamente und entspannt die Muskulatur, setzt die Übererregbarkeit von Muskulatur und Nerven herab.

Grüner Tee (möglichst ohne Koffein) oder Grüntee- bzw. EGCG-Kapseln, z.B. von Supplementa (www. supplementa.com) oder Life Extension (de.lef.org/de). Grüner Tee verstärkt die antibiotische Wirkung, reduziert Resistenzen, greift Biofilme an, welche sonst schwer erreichbar wären, wirkt antibakteriell und gegen die oft bleierne Müdigkeit. In den Tee können beispielsweise Manuka-Honig MGO 400 (Reformhaus, Internet), frischer Ingwer (Biomarkt) und/oder Zimt, das wirkt zusätzlich entzündungsdämpfend.

Knoblauch - reichlich, entweder frisch oder als Kapseln (gefriergetrocknet), z.B. von Bio-Pure (www.biopure.de). Knoblauch behindert bzw. unterbindet die Kommunikation der Erreger in Biofilmen, wirkt antibakteriell, und es leitet Schwermetalle aus.

Natron macht basisch(er). Borrelien und einige andere Erreger lieben ein saures Milieu, basisch ist nicht ihre Lebensgrundlage.

Viele **pflanzliche Konzentrate** unterstützen die Antibiose und dämpfen Entzündungen: Monolaurin (Kokosnussöl), Cineol (Eukalyptusöl), Boswellia, Graviola, Omega3...

Täglich mindestens ein Liter reines, **mineralarmes Trinkwasser** ohne Kohlensäure (siehe Bericht und Aufstellung: "Mineralarmes, weiches Quellwasser"). Nur mineralarmes, weiches Wasser kann die Funktion einer Reinigung, Entschlackung, Entgiftung... erfüllen.

Dazu regelmäßig **Kräutertees** aus biologischen Anbau, z.B. Zistrose, Brennessel, Salbei, Pfefferminze, Kamille, Fenchel, Kümmel, Lapacho, Rooibos, Artemisia...

Ausschließlich giftfreie, frische, Enzym- und Vitalstoff-reiche **biologische Ernährung** mit einem hohen Anteil (mindestens 80 %) an Gemüsen, Gemüsesäften, Salaten und Obst.

Milch und Milchprodukte konsequent meiden (siehe Beipackzettel).

Sonne und UV-Licht konsequent meiden (siehe Beipackzettel).

Meiden Sie **Koffein** (Kaffee, schwarzer Tee, Cola...) und **Nikotin** speziell wegen derer Gefäß-verengenden Eigenschaften.

Meiden Sie **Alkohol**.

Alle zwei bis drei Tage ausgiebig und **heiß baden** (siehe Bericht: "Fiebertherapie Badewanne"). Borrelien brauchen moderate Temperaturen und halten Hitze nicht aus, selbst normale Körpertemperatur ist den Bakterien schon etwas zu hoch. Heiß baden bedeutet: den Erregern das Leben schwer machen, sie aus ihren "Nischen" treiben, sie schwächen, sie für die Medikamente und das Immunsystem verfügbarer machen, das Immunsystem unterstützen mit den Vorteilen eines echten Fiebers, die Durchblutung anregen, die Verteilung der Medikamente verbessern, schwitzen, entgiften. Zur Forcierung: Basensalze ins Wasser geben und während des Bades viel heißen, dünnen Kräutertee trinken.

Sauerstoff: Bewusst, entspannt und reichlich atmen, am besten alle ein bis zwei Tage ein bis zwei Stunden mit der Unterstützung von hochprozentigem medizinischen Sauerstoff. Den gibt es in Sauerstoff-Flaschen aus der Apotheke oder als Sauerstoff-Generator bzw. -konzentrator in Fachhandlungen. Ich habe einen Oxicur 5000 S, es gibt viele ähnliche Angebote, auch im Internet. Sauerstoff kann auch während des Badens inhaliert werden, ansonsten beim Ruhen, Fernsehen, bei der Schreibtischarbeit. Borrelien hassen Sauerstoff, das ist für die Schmarotzer fast wie ein Antibiotikum.

Viel **Entspannung**, Bettruhe, Schlafen... Auf den Körper hören. Bei Ruhebedarf ruhen.

Auf **Herxheimer-Reaktionen** achten (siehe Bericht: "Herxheimer-Reaktion bei Borreliose"). Im Falle einer solchen Reaktion die Antibiotikadosis reduzieren oder ein paar Tage ganz absetzen. Dann langsam wieder einschleichen. Während der Herxheimer-Reaktion helfen: Quercetin 3-5 x täglich 500 mg (z.B. von Supplementa, www.supplementa.com), frischer Zitronensaft und Grapefruitsaft mit einem Teelöffel kaltgepresstem Olivenöl, heiße Bäder, entzündungshemmende Schmerzmittel (Aspirin, Ibuprofen...), ruhiges Atmen, viel trinken, Bettruhe; im äußersten Notfall Cortison oder Actos (Pioglitazon) 3 x 15 mg pro Tag oder Avandia (Rosiglitazon) 2 x 2 mg pro Tag.

Während der Antibiose den **Serumspiegel** des Medikamentes (Doxycyclin, Minocyclin...) bestimmen lassen, besonders bei Langzeittherapien. Das geschieht anhand einer Blutprobe, am besten nach ein paar Tagen etwa drei bis sechs Stunden nach einer Einnahme. Der therapeutische Serumspiegel von Doxycyclin und Minocyclin liegt bei 2 bis 5 mg/l, bei persistierenden Spätborreliosen sollten 5 mg/l möglichst erreicht werden. Serumspiegel immer bestimmen, denn manche Menschen verstoffwechseln Tetrazykline genetisch bedingt schlecht. Laborempfehlung: Medizinisches Labor Bremen MLB, www.mlhb.de.

Die Zeit nach einer Antibiose nutzen und die **Entgiftung** des Körpers unterstützen.

Bitte besprechen Sie solche ergänzenden Maßnahmen in jedem Fall mit dem Arzt.

Bitte achten Sie auf ein Sauerstoffreiches, Gift- und Säurearmes Leben. Ernähren Sie sich gesund und biologisch, lassen die den Gemüse- und Obstanteil hoch sein. Verzichten Sie auf denaturierte und/oder zu Übersäuerung führende Nahrungsmittel wie zu viel Fleisch, Wurst, Milch, Weißmehle, Kaffe, Süßes, Zucker, Cola, Limo, Kohlensäure, Nikotin, Alkohol... Meiden Sie Nahrungsmittel, gegen die Sie eine Unverträglichkeit haben (Allergien, Gluten, Histamin, Milcheiweiß, Laktose, Geschmacksverstärker...). Helfen Sie Ihrem Körper bei der so oft so notwendigen Entgiftung. Unterstützen Sie Ihr Immunsystem auf allen Ebenen. Meiden Sie Umweltgifte (Holzschutzmittel, Pestizide, Lösemittel, Weichmacher, PCB, PAK, Formaldehyd...) und Pilzbelastungen (Schimmelpilze, Hefepilze) in Lebensmitteln, der Umgebung zu Hause und in der weiteren Umwelt. Meiden oder sanieren Sie Amalgamfüllungen konsequent. Reduzieren Sie jede Art von Elektrosmog (Handystrahlung, schnurlose Telefone, WLAN, Elektrogeräte...) auf ein unvermeidbares Mindestmaß, speziell in Schlafbereichen (siehe mein Buch "Stress durch Strom und Strahlung" und zahlreiche weitere Veröffentlichungen wie z.B. "Borreliose und Co. plus Elektrosmog", unter anderem auch unter www.maes.de). All das führt zur Überforderung des Immun- und Regulationssystems, zur Übersäuerung, zur Giftanreicherung, zu Stress, auch und besonders nitrosativem Stress, und zu Energieverlust. Vergessen wir nicht: Nur das Immunsystem heilt eine hartnäckige Borreliose, wir können der immunologischen Abwehr durch die erwähnten und viele weitere Maßnahmen - gerade auch durch Reduzierung der Erregerlast mit Hilfe von Antibiotika - bei der schweren Arbeit helfen.

Schlusswort

Ich möchte wetten und hoffe, dass nach diesem hier auf ein paar wenigen Seiten beschriebenen Prinzip auch bei ihnen die Erkrankung sich in ein paar Monaten bis Jahren aus ihrem Körper schleicht. Obwohl ich auch gehört und erlebt habe, wie unterschiedlich Menschen auf medizinische Anwendungen regieren. Was dem Einen super hilft, darauf reagiert der Andere manchmal kaum.

Bedenken Sie dabei immer folgendes. Es ist nicht selten der Fall, dass Sie ein Jahrzehnt oder zwei oder noch länger gebraucht haben, um richtig krank zu werden und bis Sie die ersten Schritte unternehmen, die den rasenden Erregerzug zum Stillstand bzw. zum Rückzug bewegen. Deshalb unbedingt: Geduld! Die Heilung in solchen Spätstadien mit solchen hartnäckigen Erregern kann nicht in zwei Wochen passieren. Es wird dauern. Was so viele Jahre Zeit hatte sich zu entfalten, wird die Vorherrschaft nicht ohne weiteres hergeben. Doch von Beginn der Therapie an haben Sie die Zügel wieder in der Hand und bestimmen wo es lang geht. Es kann nur einer gewinnen, und das sind Sie.

Ich dachte anfangs, alles ist nach ein paar Wochen vorbei. Weit gefehlt. Vielleicht werden Sie sogar den Rest Ihres Lebens immer mal wieder mal mehr oder weniger mit Antibiotika oder anderen Maßnahmen und Mitteln eingreifen müssen oder vieles andere versuchen, doch alles was Sie unternehmen, wird die Angreifer schwächen und mit ein bisschen

Glück sind Sie auf Dauer der Sieger. Was wichtig ist, Sie bekommen Ihr Leben, Ihr Lebensqualität mehr und mehr zurück und werden immer leistungsfähiger und glücklicher.

Lieber Leser, ich habe Ihnen hier mein Inneres offenbart und zwar in einer Zeit, in der es mir schlechter nicht hätte gehen können. Ich wünsche es Ihnen nicht, vermute aber, dass auch Sie einen harten Kampf führen werden, den aber nur einer am Ende gewinnen kann und wird - Sie!

Dieses Buch soll Ihnen ein Freund sein, ein Begleiter in schwierigen Zeiten, besonders dann, wenn Sie glauben, es kann nicht mehr schlimmer kommen. Vermutlich wird es das doch, und dann wissen Sie aber, dass es nur den einen Zweck hat, nämlich Sie wieder gesund zu machen. Haben Sie keine Angst. Werden Sie ein Pionier und seien Sie immer auf der Suche nach neuen Ideen, Ihren ungebetenen Bakterien eins auszuwischen.

Ich bitte Sie auch gleichzeitig, nicht einfach meine Therapie zu kopieren, denn das war und ist <u>mein</u> Weg damit umzugehen. Auch wenn ich von der Antibiotika-Therapie mit Tetrazyklinen mehr als überzeugt und von der potenten Wirkung der Immunglobuline mehr als positiv überrascht bin, gibt es noch so viele Mittel und Wege, die Ihnen vielleicht sogar besser und schneller helfen würden.

So habe ich aus der Selbsthilfegruppe, von schwer Betroffenen und aus der Literatur gelernt, dass einige Borreliosekranke in solchen schlimmen Spätstadien, die schon zu immunologischen oder neurologischen Problemen bzw. Folgeschäden geführt haben, überraschend anders auf medizinische Behandlungen reagieren. Was dem Einen hilft, scheint den Anderen kaum zu tangieren. Und es gibt eine ganze Reihe von viel versprechenden unterschiedlichen therapeutischen Ansätzen, die zum gewünschten Erfolg führen. Und vergessen wir nicht, wir sprechen hier über Jahre oder Jahrzehnte bestehende und nie richtig erkannt und ausreichend behandelte Spätstadien einer Borreliose, nicht über Frühstadien kurz nach einem Zeckenstich, die sind fast immer viiiiel einfacher in den Griff zu bekommen.

Vielen halfen Antibiotika, nicht nur die aus der Tetrazyklin-Gruppe.

Bei anderen kam der lang ersehnte Durchbruch durch Hyperthermie, das ist eine Fiebertherapie, bei der unser ganzer Körper auf bis zu 42 °C aufgeheizt wird, was - wie Sie wissen - den Temperatur-empfindlichen Borrelien den Garaus macht. Deshalb bade ich so viel und gern und lange und heiß.

Wieder andere profitierten von einer Plasmapherese, das ist so was wie eine Blutwäsche, die eine ganze Menge "Dreck" - das heißt krankmachende Bestandteile - aus dem Blut herausfiltert.

Eine ganz schlimm Erkrankte aus der Selbsthilfegruppe will nach Indien zu einer Stammzellentherapie; sie hörte von zwei Mitbetroffenen, wie segensreich das geholfen hat.

Das Atmen von 100%igem, medizinischem Sauerstoff in einer Überdruckkammer, HBO genannt (Hyperbare Sauerstoff-Therapie), hat manchen chronischen Borreliosegeplagten nach nur zehn Sitzungen im wahrsten Sinne des Wortes wieder auf die Beine geholfen. Borrelien hassen Sauerstoff, das ist wie ein Antibiotikum für sie, deshalb: reichlich Sauerstoff zuführen, an der frischen Luft oder über Sauerstoffgeneratoren atmen, Ozontherapie über Infusionen (HOT), Sauerstoff- oder Ozon-angereichertes Wasser trinken...

Ein Rechtsanwalt bekam nach Durchführung des Jadin-Protokolls seine Lebensqualität zurück, eine Modedesignerin mit dem Marshall-Protokoll. Wieder andere mit einer pfiffigen Kombination mehrerer dieser Anwendungen.

Ganz einfach und preiswert: Viel Salz und viel Vitamin C, hierauf schwören manche Betroffene. Salz desinfiziert, wirkt antibiotisch, macht basisch... Vitamin C wirkt positiv auf das Immunsystem, wirkt antioxidativ.... Insgesamt günstige Eigenschaften für uns und ungünstige für die Schmarotzer. Beides zusammen verändert das Körpermilieu und den Stoffwechsel nachhaltig. Das finden Borrelien offenbar gar nicht gut. Langsam aber sicher wird die Salz- plus C-Dosis erhöht, was mit etwas Geduld zu massiver Verbesserung und auch zu Herxheimer-Reaktionen - Beweis einer Borrelien-vernichtenden Wirkung - führen kann.
Noch einfacher: Wolfgang berichtete in der Selbsthilfegruppe von einer Physiotherapeutin aus Düsseldorf, sehr krank seit Jahren, zig Ärzte hinter sich, kurz vor der Berufsunfähigkeit. Sie fastete drei Wochen. In dieser Zeit trank sie über den Tag verteilt sieben gepresste Bio-Zitronen, jeweils eine Zitrone auf ein Glas gutes Quellwasser. Dieser Zitronensaft setze den Borrelien offenbar derart zu, dass sie aufgaben. Die Dame ist seit Jahren beschwerdefrei.

Ich will Mut machen, dass es Möglichkeiten gibt, noch mehr als die hier angedeuteten, selbst dann, wenn Ärzte einen für austherapiert halten. Man hört so oft, dass eine chronifizierte Borreliose schlecht bis gar nicht mehr heilbar wäre, auch nicht mit Antibiotika. Das stimmt nicht, einige Fallbeispiele - so auch ich - sprechen da eine ganz andere Sprache. Es gibt viele Wege, und Ihrer ist noch nicht der letzte. Nicht aufgeben.

Suchen Sie sich dringend gute Hilfe. Hier finden Sie folgend einige Internetseiten und Literaturempfehlungen, die Ihnen den Start in die Behandlung sicher erleichtern werden.

Literaturtipps und weiterführende Informationen

Deutsche Borreliose-Gesellschaft
"Leitlinien: Diagnostik und Therapie der Lyme-Borreliose"
www.borreliose-gesellschaft.de/Texte/Leitlinien.pdf

Die Deutsche Borreliose-Gesellschaft (DBG) ist eine fächerübergreifende medizinische Gesellschaft. Ihre Mitglieder sind Wissenschaftler und Ärzte, die sich mit der Lyme-Borreliose und assoziierten Infektionskrankheiten befassen.

Dr. Petra Hopf-Seidel
Buch "Krank nach Zeckenstich: Borreliose erkennen und wirksam behandeln"
Zahlreiche Vorträge
www.dr-hopf-seidel.de

Ute Fischer und Bernhard Siegmund
Buch "Borreliose - Zeckeninfektion mit Tarnkappe"
Bücher "Borreliose Jahrbuch" - Jahrbücher 2006 bis 2015
www.fischer-siegmund.de

Birgit Jürschik-Busbach
Buch "Die verschwiegene Epidemie: Zeckenstich-Borreliose - Hilflose Patienten, ratlose Ärzte - Wie Politik, Wissenschaft und Medizin versagen"
www.verschwiegene-epidemie.de

"Under Our Skin"
Spannender, informativer, kritischer Film zur Lyme-Borreliose - in Englisch
www.underourskin.com

Wolfgang Maes
Mehrere Vorträge und Veröffentlichungen, unter anderem:
"Chronische Borreliose - der Schlüssel liegt im Immunsystem"
"Herxheimer-Reaktion bei Borreliose - Erklärung, Erfahrung, Behandlung"
"Borreliose und Co. plus Elektrosmog - Was haben Mikroorganismen mit elektromagnetischen Feldern zu tun?"
"Fiebertherapie Badewanne"
"Laboruntersuchungen bei Borreliose"
"Tetrazykline gegen Borrelien und andere Zeckenübertragene Erreger"
"Ergänzende Maßnahmen während einer Antibiotikatherapie aus der Gruppe der Tetrazykline"
"Marshall Protocol - Nur das Immunsystem heilt..."
"Neues und Nachdenkliches zum Vitamin D"
"Gutes, mineralarmes Quellwasser"
Wenn Sie seine Berichte möchten, schicken Sie bitte eine Mail: mail@maes.de.

Aussichten für die Zukunft

Mittlerweile haben wir Ende 2015 und es geht mir unverändert gut. Seit über drei Jahren ist mein Zustand sehr stabil, und es gab keine Rückfälle.

Dank der Immunglobulin-Infusionen IVIG, die ich mittlerweile nur noch in ihrer reinen Form bekomme, also nur noch Gamunex (ohne die vielen Zusätze wie Tavigil, Cortison), verbessern sich die Ergebnisse meiner Nervenmessungen zügig. Lag der Amplitudenwert der ersten Messung eines Nervs im Fuß anfangs bei 1 - was so gut wie gar nicht vorhanden bedeutet -, war er nach etwa sechs Monaten auf über 4 angestiegen und lag weitere sechs Monate später fast beim

Normalwert von über 5. Man kann sagen, dass es genau das ist, was ich auch gespürt habe. Das Gefühl in den Füßen und den Händen ist immer besser geworden. Die Schmerzen gingen zurück und ich kann wieder barfuß durch die Wohnung laufen, ohne ein unangenehmes Gefühl zu haben.

Laut meines unglaublich tollen Neurologen Dr. Stettner aus der Uniklinik Düsseldorf, dem ich dank seiner Weitsicht, der tollen menschlichen Art und vor allem seiner Professionalität wieder glücklich in die Zukunft schaue, habe ich nun endgültig auch eine CIDP diagnostiziert bekommen. CIDP bedeutet Chronisch Inflammatorische Demyelinisierende Polyneuropathie, übersetzt: eine chronisch-entzündliche Nervenerkrankung mit Schädigung bzw. degenerativer Zerstörung der Nervenummantelungen, der so genannten Myelinscheiden. Deshalb kann es sein, dass ich diese Immunglobulin Behandlung mein Leben lang erhalte. Kein Wunder eigentlich. Ich vermute: Die Bakterien haben meinem Immunsystem derart zugesetzt, dass es nicht mehr zwischen gut und böse fähig ist zu unterscheiden und meinen eigenen Körper, meine eigenen Nerven angreift. Und das führte nach einer solch langen Zeit der unbehandelten und längst chronifizierten Infektion zu einer Autoimmun-Reaktion, sprich das dauerhafte Reizen, Stören, Beschießen... meiner Nerven mit der Folge: ständige Entzündungen. Mit etwas Glück schaffe ich es vielleicht, mein Immunsystem in den nächsten Jahren derart zu unterstützen und zu konditionieren, sodass diese Immunglobulin-Infusionen und zudem die Antibiotika zur Erregerbekämpfung und -dämpfung nicht mehr nötig sind. Aber das wird die Zeit zeigen. Durch die Immunglobulin-Behandlungen wird dem Immunsystem und den Nerven nachhaltig geholfen, sich zu regenerieren, und der Entzündungsherd wird eingedämmt. Dazu nehme ich jedes Jahr fleißig und nach Anleitung für ein paar wenige Wochen oder Monate meine Antibiotika, vorausgesetzt ich merke, dass sich wieder die ein oder anderen Symptome bei mir regen. Gerade die Antibiotika aus der Gruppe der Tetrazykline sind beim mir vielversprechend, weil sie einerseits den schmarotzenden Mitbewohnern Einhalt gebieten und anderseits die Nervenregeneration ankurbeln.

Ich stelle fest, dass je länger ich all das oben beschriebene treibe, umso weniger lästig scheinen meine biestigen Mitbewohner zu sein, was mich vermuten lässt, dass es richtig ist. Die zahlreichen Symptome, die ich noch vor über drei Jahren hatte und die nun mehr und mehr ausbleiben, sind und bleiben allerdings meine größte Bestätigung, alles richtig gemacht zu haben.

Das Folgende hat mein Leben und kann Ihr Leben bei persistierenden Infektionen wie einer chronischen Borreliose mit all den leidigen Folgen, die daraus entstehen können, an erster Stelle neurologische, verändern:

- Antibiotika, besonders die der Tetrazyklin-Gruppe
- Immunglobuline zur Immununterstützung und speziell zur Nervenheilung
- Gesunde, vollwertige, natürliche, biologisch wertvolle Ernährung
- Kein Alkohol, keine Zigaretten, wenig Zucker
- Hitze, Sauerstoff, ein giftfreies und basisches Milieu..., alles was Borrelien gar nicht mögen
- Jede Form der Schonung und Unterstützung des Immunsystems, damit es sich erholen und zur regelrechten Funktion zurückfinden kann
- Unterstützende Maßnahmen medizinischer und naturheilkundlicher Art sowohl während als auch nach den Therapien

Ich bin nach langer Zeit wieder ein vitaler, belastbarer und glücklicher Mensch.

Die Erkrankung hat mich etwas sehr positives gelehrt und dafür bin ich unendlich dankbar. Ich bin ein Mensch, und es fehlt nicht viel, um glücklich und gesund zu sein. Was mich ausmacht trage ich in mir, und vorausgesetzt ich höre meinem Körper aufmerksam zu, wird er mir immer signalisieren was ihm fehlt, oder wie ich ihm helfen kann. Den Blick auf das Wesentliche im Leben richten, und das ist für mich das Genießen des Lebens selbst, mit allen Fassetten die es zu bieten hat. Ein Beispiel dafür wie es gehen kann, sehe ich jeden Tag in den strahlenden Augen meiner kleinen Tochter und ihrem Urvertrauen.

Im letzten Jahr habe ich mich nach vielen Jahren der Abstinenz wieder meiner Leidenschaft - der Musik - zugewandt. Damals musste ich das Gitarre spielen aufgeben, weil mir meine Finger versagten, vom Schlagzeugspielen ganz zu schweigen. Und was soll ich sagen, na klar, es ziept hier und da immer mal wieder ein wenig, und ich werde bei meiner Erkrankung am Ball bleiben müssen, aber ich habe mich in nur drei Jahren vom "fast Krüppel" zum waschechten Schlagzeuger entwickelt.

Zu guter Letzt kann ich meine Familie immer besser unterstützen, mit ihr tolle, unvergessliche Tage erleben und mein Leben wieder angstfrei genießen und das ist das Größte für mich.

Jaroslaw Venzke